JN028984

和田秀樹

プラグマティック精神療法のすすめ

患者にとっていい精神科医とは

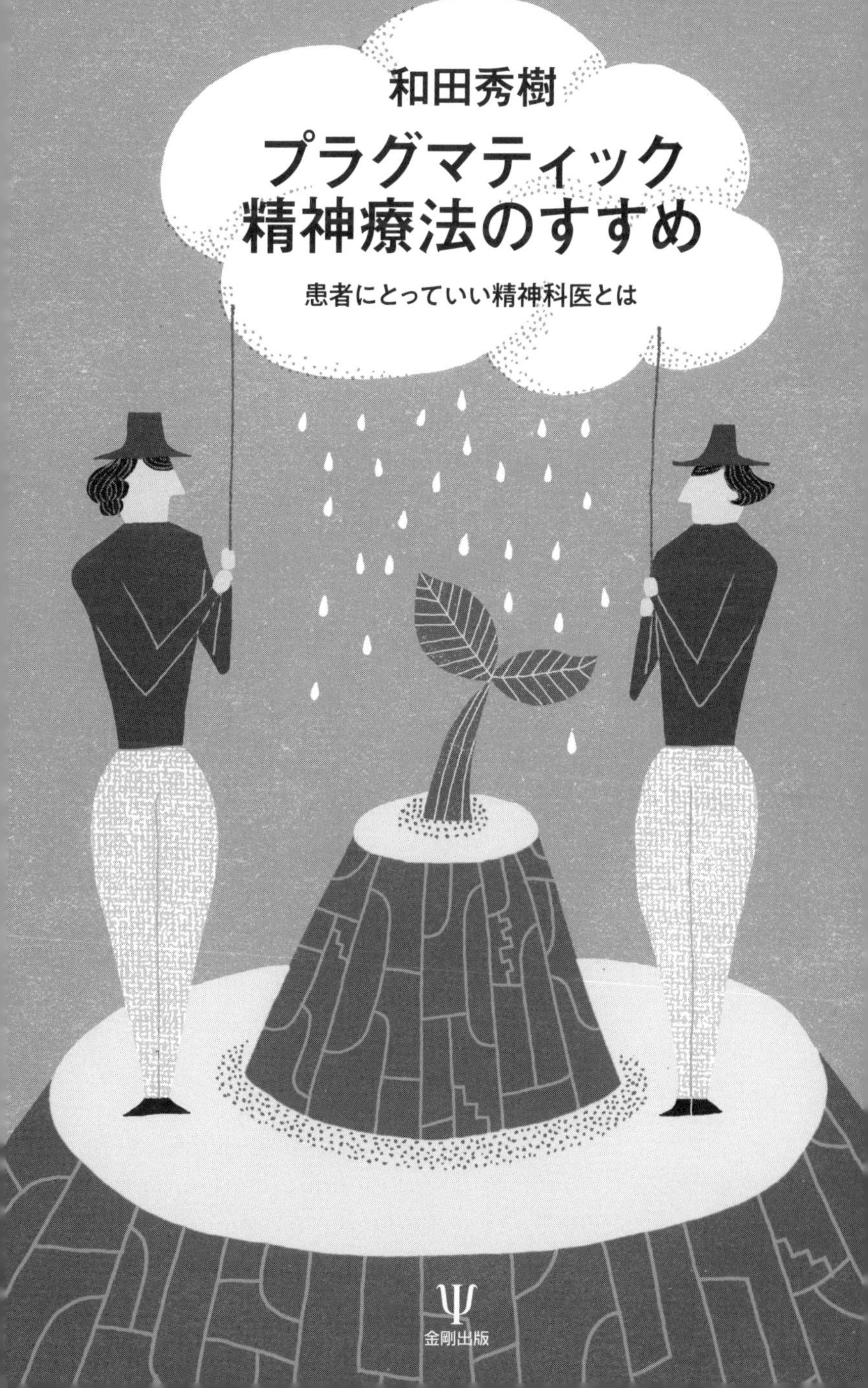

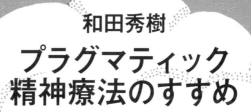

金剛出版

まえがき

精神療法をきちんと学びたいというのは多くの精神科医、臨床心理士（公認心理師）の方の切実な願いだろう。

私も、出身大学の精神科の医局が三つに分かれ、結果的に系統的に精神療法を学べなかったこともあって、いろいろと苦しんだ。運よく、慶應大学の精神分析のセミナーに通うことになり、その後もかなり優秀な留学帰りのスーパーヴァイザーを紹介され、日本においてはかなりハイレベルな精神療法のトレーニングを受けた気になっていた。

さらに精神分析の勉強を深めようとアメリカに留学したのだが、ここで、その後の精神科医としての考え方・生き方が変わることになった。そして、学習が足りないと言われるかもしれないが、基本的にその時に身に付けたものは約三〇年を経た今もって変わっていない。

それは、理論にこだわるのでなく、心の治療なんて治してなんぼという発想だ。

実際、精神分析を勉強しようと留学したのに、家族療法、集団精神療法、ブリーフセラピーなどを学ぶことができた。認知療法との出会いはここでの系統的な講義だったし、臨床催眠までをも知り、さらにはアメリカの新しい（当時の日本ではＳＳＲＩも認可されていなかった）薬物療法、そして無けいれん通電療法までも学ぶことができたのだ。

要するに、一つの治療法がうまくいかなければ次の治療を用意できるのがいい精神科医という発想である。もちろん、精神分析の諸理論もみっちり頭に入れることができたし、あまり臨床に使えない古典的な理論より、今、有効とされる理論の方を重点的に学ぶことができた。本書でも紹介するコフート理論はここでの学びである。

留学後、「甘え理論」の土居健郎先生の精神分析（週二回だから精神療法ということになるのだろうが）を受けることで、この「肩肘張らない精神分析」というものの実際がさらに身に染みた。そして、三カ月に一度のスーパーヴィジョンの中で、自己心理学の論客ロバート・ストロロウ先生からいただいた「精神分析のルールなどない。あるのは、社会のルールだ」（これについては本書できちんと説明したい）という言葉は今でも座右の銘である。さらに縁あって、この二〇年以上森田療法も学び続けているが、治療者自身が（理論に）強迫的になってはいけないということが、歳をとるにつれ実感できるようになり、学生のスーパーヴィジョンでは大いに役立った。

そういう折、金剛出版の中村奈々さんから『精神療法』誌でエッセイのような形で精神療法についての雑感を連載で書かないかという誘いを受け、私の長年の思いをまとめる機会として「きちんと」学ぶというより精神療法を楽に考えられるようなものを書くことにした。

連載が終わり、追補を書くことで書籍にしないかという話になり、できあがったのが本書である。

ということで、本書は理論書でもなく、技法書でもない。もちろん、いわゆる「偉い」先生が書いた本でもない。ただ、三〇年以上臨床をやってきて、習い事の好きな初老の精神科医から、肩の力を抜いて、その代わり実用的に精神療法に取り組むためのスタンスを伝えるための本である。もともと精神療法に正解などないのだから、一つの意見として受け止めていただければ十分だ。ただ、いろいろな考えを知っておいた方が便利というのは、経験から言える。

本書を通じて、読者の方がもう少し身構えずに精神療法に向き合えるようになれれば著者として幸甚この上ない。

和田秀樹

目次

プラグマティック精神療法のすすめ

第一章

ダメなら別のやり方ができる精神療法家になる

私は、おそらく世間様、特に立派な学会の先生方からは相当ちゃらんぽらんな人間だと思われているようだ。

実際、精神分析の学会に入って三〇年以上も経つが、留学経験もあり、英文の論文も複数あり、今でもアメリカの尊敬するロバート・ストロロウ先生のもとに三カ月に一度のスーパーヴィジョンに通い、翻訳書や精神分析の解説書も書き、心理学の大学院で専任教員のポストを得たというのに、いまだに座長に指名されたことがない。

ついでに言うと、どういうわけか学会の運営委員に推薦してくれる人がいるので立候補せよという手紙をいただき、やっと認められるようになったと喜んでいたら、最下位当選者の五分の一の票しかいただけない最下位落選という不名誉な評価を得ることになった。

どうにか心理学科の教員の職にありつくことができたが、教育産業の経営者をやり、大学の受験技術研究家として世の中に名前を売り、ほかの分野も含めて年に二〜三〇冊の著書を出す文筆業をやり、一時はラジオやテレビのレギュラーももち、さらに映画の監督業までやっているのだから、各々の仕事をどれだけまじめにやっているのかを疑われても仕方ないかもしれない。

そんな中で、昔から尊敬する立派な精神療法家の先生方がさまざまな論文を発表する雑誌『精神療法』で連載を書かないか、というお誘いを受けた。「捨てる神あれば拾う神あり」というのはまさにこのことで、一も二もなく引き受けた。エッセイのスタイルで好きなことを書いていいという話なので、私がこれまで歩んできた精神療法の道や、プラグマティズムの国アメリカで学んできたことなどを紹介しながら、実用的で役に立つ話を紹介できればと思っている。

I　その道一筋　信仰への疑問

私がちゃらんぽらんに思われる原因の最大のものは、おそらく、私が自分の専門分野に打ち込まず、いろいろなことに手を出している所為だろう。

これは私のひがみかもしれないが、どうもこの国では「ほかのことをやっている人の方が、その道一筋の人より劣る」というバイアスが強い気がする。

「その道一筋がいい」というバイアスは、何も医者の世界だけではない。映画監督をやっていても、異業種監督の扱いを受け、日本では、特に評論家の先生方への受けが悪い。もちろん、賞もいただいたことはない。

しかし、海外では、そうでもないようだ。

アメリカに留学した際、「この人は、日本でたくさんのベストセラー本を出している作家でもあります」という紹介をされることが度々あった。

自分としては、受験の本の印税がたまり、かつて売れっ子のミュージシャンから精神分析の大家になった北山修先生のように「改心」して、精神分析に打ち込むための留学だったので、留学先でいい加減な奴だと思われたくなかったし、それは知られたくない過去だった。

「本と言っても、精神分析関係の本ではなく、受験テクニックの本なんです」

経歴を詐称するわけにもいかないからそんなふうに正直に白状すると、「多くの人に説得力のあることを書けるのがすごい」とか、「精神科医以外にほかのこともできるのがすごい」という反応で拍子抜けした。

少なくとも、それで留学中に不利になったことはない。留学の不純な動機の一つに、受験テクニック屋として有名になりすぎたので、留学でもして精神科医の道一筋とか、その道を一所懸命やっていることを示さないと日本では相手にされないという焦りもあったのだが、アメリカではそうでもないという発見があった。日米の文化の差を、その時初めて体感した気がする。

実は、映画の世界でも同じような体験をしている。

海外の映画祭のコーディネーターをしている人が、「正式出品のセレクションに選ばれるためには、むしろ精神科医が映画を撮ったことを積極的にアピールした方がいい」というのだ。実際、現地の映画祭に行くと、精神科医であることを話した方が、作品に興味を持ってもらえるし、話もはずむ。おかげで、これまで撮った五本の映画のうち、英語字幕をつけた四本とも、グランプリを含め、海外の映画祭で何らかの賞をいただいている。

異業種監督というバイアス抜きに、純粋に作品を評価していただいたのか、逆に精神科医が撮ったからということで贔屓目で評価していただいたのか、はわからないが、やはり日本の映画の世界との文化の差を感じたのは確かだ。

さて、余談が長くなった。

私は、ほかの科のことはわからないが、「精神科医」という仕事について、「ほかの仕事をやっていることが意外に視点を変えてくれるところもあって悪くない」と、この歳になって思えるようになった。

その道一筋の人がいけないというつもりは毛頭ない。ただ、患者（クライアント）さんからすると、その道一筋の人と、ほかの人生経験を積んできた人を選べる選択肢があっても悪くない、と信じている。

Ⅱ　プラグマティック精神医学との出会い

もう一つ、私がちゃらんぽらんと思われているとすれば、肝心の本業でも、ころころと専門を変えていることだろう。

留学前は、精神分析のバリバリのクライン学派だったのに、帰国時にはコフート学派に宗旨替えをし、さらに森田療法のセミナーにも通い、卒後研修会も合わせると二〇年近く学び続けている。認知療法もかじるし、最近ではアドラー理論にはまって著書も出している。

ただ、これは、この場を借りて弁明したい。

それは、クライニアンからコフーシャンに宗旨替えをしたのは事実だが、森田療法や認知療法や、アドラー理論を学ぶようになっても、どれかを捨てたわけでなく、並行して学び続けているということである。これは、なるべく多くの精神療法の技法を知っていた方がいいという私の信念からのものだ。

ここからが本題と言っていいのだが、私がこの信念をもつようになったのは、アメリカ留学の経験からである。

一九九一年一〇月から、私はアメリカ・カンザス州のカール・メニンガー精神医学校に留学した。母体のメニンガー・クリニックは、アメリカを代表する精神分析医カール・メニンガーが、精神分析を精神科の入院治療で行う病院として設立した、当時、精神分析の世界では、全米でもっとも権威ある病院とされていた。

カール・メニンガー精神医学校は、そこに併設していて、主な仕事は精神科のレジデントを専門医に育て上げる教育の場であった。

第二次世界大戦中に、兵士のメンタルヘルスに気を配った米軍は（ここが「精神論」の日本軍と大きな違いの一つである）、大量の精神科医を従軍させたのだが、そのために精神科医を大量に育成する必要があった。

それを引き受けたのが、このカール・メニンガー精神医学校である。二カ月程のプログラムで通常の医師を実用に耐える精神科医に養成した、という話だ。

そのような背景もあり、このメニンガー・クリニックやカール・メニンガー精神医学校には、もともとプラグマティズムの気風がある。

私の何代か前の留学生の時から、同じ敷地内にあるトピーカ精神分析インスティテュートに入るためには、アメリカの医師資格が必要になったので、私はこの精神医学校だけで勉強した。分析専門のインスティテュートと比べて、「食える精神科医」の育成機関という印象が強い。

精神分析の講義でも、現在（少なくともアメリカでは）、実際の臨床で使われることがなくなったフロイトの原著はほとんど読まされることはない。むしろ、できるだけ現在通用している最新の理論や技法を勉強させられることが多く、また精神分析のいろいろな（比較的新しい）有名理論家の理論や技法を比較する講義も少なくなかった。

いちばん印象に残ったのは、精神分析の理論は、人間の原動力は内なる欲動であり、そのコントロールが治療の目標だと考える欲動モデルと，人間の本質的な心理ニーズは他者との関係性を求めるものだと考える関係性モデルに二分されるという講義である。この考え方は，長らくアメリカの伝統的な精神分析学と対立関係にあった対人関係論の論客，グリーンバーグとミッチェルがその大著（Greenberg & Mitchell, 1983）の中で提示したものだが，それをさらにわかりやすくマーティン・ライクトマン先生が講義してくれたので，今まで「なんでこんなにたくさんの著者がいろいろな理論を提唱しているのだろう」と混乱していた私の頭がすっきりと整理された。

この議論の際にきわだっていたのは，どちらの理論体系が正しいとか，どちらかを選べというものでなく（原著者はどちらかというと関係性モデルのシンパのようだったが），精神分析にはいろいろな考え方があるというスタンスで話されていたことだ。ライクトマン先生は，実は，当時の私の精神分析家だったが，柔軟に患者のニーズに応じられる分析をしてくださった。その後，メニンガーで何かのシンポジウムがあった際も，一つの理論だけよりも多くの理論を知っている方が，多様な患者に対応できるという考えを披露された。

やはり，精神分析が研究の対象というより，それを飯のタネにしようという意識をもって学ぶ人の多い国では、考え方もプラグマティックなのだと痛感した。

Ⅲ　精神分析一辺倒からの解放

メニンガーへの留学で、精神分析については、多様な理論と治療に使いやすい、比較的新しい精神分析の技法を学ぶことができ、その中でハインツ・コフートの自己心理学にも出会ったのだが（これについては、第四章で改めて取り上げる）、この精神医学校でもっと驚かされたのは、精神科の治療全般において、非常に多様な治療法を学ぶことができたことだ。レジデントの研修機関ということも関係していると思うが、生物学的な治療法もみっちり教えられる。

たまたまその時期に、今では日本でも珍しくなくなった（それほど一般的とは決して言えないが）修正型電気けいれん療法（電気刺激療法ともいう）のガイドラインをアメリカ精神医学会が出したこともあって、この治療法についても詳しく習ったし、それをやっている病院へ見学に行ったこともあった。

私は日本にいた頃の勤務先の関係で、精神分析学以外の専門領域は老年精神医学であるのだが、そのガイドラインによると、この治療法はけいれんによる肋骨などの骨折がないので、年齢による禁忌はないということだった。それどころか、薬物の副作用が出やすい（当時、アメリカでは、日本ではまだ認可されていなかった、三環系抗うつ薬より高齢者に副作用が出にくいとされるＳＳＲＩが利用可能だったというのに）高齢者には、治療の第一選択としていいとさえされていた。日本に帰った時のことを考えると思わぬ拾い物をしたと思った。しかし、もちろん、この精神医学校の講義の主流は精神療法である。ただ、精神分析一辺倒と言えるものではなかった。

きちんとした系統的な講義のあったものを挙げてみても、認知行動療法、ブリーフサイコセラピー、集団精神療法、家族療法などがあったし、ボーダーラインの治療論としての治療構造論も教わった。

その他、短期集中的なセミナーやワークショップも盛んで、ここで私は臨床催眠に出会った。医療費の高いアメリカでのプラグマティズムというと、「早く安く治す」ということが重視される。そのため、うまくいくと短期間で症状が取れる臨床催眠は意外とニーズが高いのだ。

当時、何百ドルかを払うようなワークショップ（しかも二日間）なのに大盛況だったのを覚えているし、下手くそながら短時間で催眠がある程度はかけられるようになった。

もう一つ、安く治す方法として、医師や心理学博士（日本の臨床心理士にあたるのが原則Ph.Dである）の人件費が高いこの国では、グループを使って大勢の患者を治療するという考え方がある。

五分診療でも個別に診てほしいという患者の多い日本とは考え方が違い、安いお金で九〇分しっかり診てもらう集団精神療法は非常に人気があった。

私は教育分析のつもりで受けていた精神分析のほかに、医療者向けの集団精神療法を受けるチャンスがあったので、一年半ほど受け続けていたこともある。もともとメニンガーは集団精神療法の盛んなところである。

入院セッティングであるから、治療に取り入れやすかったこともあるし、ラモン・ガンザレイン（Ramon Ganzarain）のような精神分析を積極的に集団精神療法に応用しようという人も多かった。

ただ、ここでも精神分析的な集団精神療法だけでなく、対人関係論的な集団精神療法（こちらの方がアメリカでは主流派だった）や心理劇も学ぶことができた。

家族療法もメニンガーが発祥だというくらい盛んだったが、その中にもシステム論や精神分析的な立場などさまざまな流派がある。それについても、どれに偏るということなく教えてもらうことができた。

何よりありがたかったのは、早いうちに認知療法に出会えたことである。

当時の私は、まだまだ精神分析的な発想にとらわれていて、無意識レベルの治療ではなく、意識レベルで認知を変えていこうという発想は浅薄なように思えたが、それでも、比較的病理の軽い人の治療には向いていることは、十分納得できた。

私自身、べき思考や決めつけの激しいところがあったので、自分自身の思考法を少しずつ変えることでメンタルヘルスによさそうだということを身をもって知ることができた。

ここまでの話は、決して自分の受けてきたトレーニングの紹介や、あるいはその自慢話ではない。そう受け取られてしまうならば著者の筆力不足なのだが、留学を通じて、精神科医として、あるいは精神療法家として食べていくとはどういうことなのかを考えさせられた、ということを伝えたいのである。

ある種の専門バカになるより、ダメなら二の手、三の手が用意できる精神療法家になりたい、と決意し、日本では、ちゃらんぽらんという扱いを受けるかもしれないが、プラグマティックな医者になろうと思ったのだ。

本書を通じて、多少なりともその考え方をご理解していただければ幸甚である。

第二章

患者体験の意味

二〇年以上前の話だが、留学から帰ってきて、私の尊敬する老年精神医学の師である故竹中星郎先生から「和田君は帰ってきて、患者の話が聞けるようになったね」と言われた時は本当に嬉しかった。

留学で、いろいろなことを学んだが、おそらく、多少発達障害の気がある私が、患者の話を聞けるようになったとすれば、それは、自分が留学中に週五回の精神分析を受け、患者として医療者向けの集団精神療法を週一回受けていたからだと信じている。

留学をして、確かに理論的なことはよく学べたし、第一章でも問題にしたようにアメリカの精神科医のプラグマティズムや講義のわかりやすさには見習う点が多かったが、私にとっていちばんの収穫は、なんといってもこの患者体験だった。

その経験から、日本の精神科医とアメリカ（イギリスなどもそうかもしれない）の精神科医のいちばん大きな違いは、患者体験の有無なのではないかと思うようになった。

本章では、患者を体験することの意味を考えてみたい。

Ⅰ　私の教育分析

もともと私はアメリカに精神分析を学びにいったので、精神分析を受けるのも「教育分析」のつもりでいた。

教育分析（training analysis）というのは、一九一〇年の論文（Freud, 1910）の中でフロイトが論じているように、自分の無意識の抵抗などのために患者の無意識がうまく分析できなかったり、あるいは知らず知らずのうちに逆転移を起こしたりしないように、自分自身の内的世界への理解を深めるために行うものとされている。

この考えをもとに一九二二年の国際精神分析学会で、精神分析家になるためには、この教育分析を受けないといけないという取り決めがなされ、現在に至っている。今でも、国際精神分析協会傘下の精神分析インスティテュート（研究と教育機関）では、教育分析を受けないと正式な精神分析家になれないようなトレーニング・システムとなっている。

ということで、私もアメリカで精神分析を受けるに際し、自分の内的な抵抗や、起こしやすい逆転移のパターンを分析してもらって、それを知ることができるだろうというトレーニングとしての位置づけで、分析家（前章でも触れたマーティン・ライクトマン先生）のところに通った。そこでは、当初、あえて自分の夢や性的なファンタジー、自分がどんなにスケベなのだろうと悩んでいる話などを分析の場で提供した。

しかし、分析家の方は、当初はふんふんと聞いているだけで、解釈としても「そういうものが、あなたの心理的なサバイバルに必要なのだろう」というようなもので、起源論的なものでもないし、無意識を深掘りするものでもなかった

自分としては、多少不満があったが、当時は偉い人には従順なところがあり、基本的には納得するふりをして聞いていた。

ただ、繰り返しこの手の解釈を聞いているうちに、自分のことをスケベとかヘンタイとか思っていたのが、そこまで異常ではないのかもしれないという妙な安心感を得ることができた。

そうこうするうちに、だんだん、いつまで経っても英語がうまくならない（会話ということだが）ことや、アメリカでの日常生活、家庭内の不満のような愚痴を聞いてもらう場になってきた。これについても、それをさらに詳しく聞いてくれたり、その不満はわかるというような対応だった。

ある日、ライクトマン先生がそれまで乗っていたスウェーデン製の車から、日本車の新車に買い替えたのを知った。それが素直に嬉しいと伝えたら、向こうも喜んでくれた。なんとなく、先生とどんどん親密になれているというファンタジーが高まってきた。

前回も話題にしたようにライクトマン先生は、メニンガー・クリニックきっての物知りで、古今東西の精神分析の論文を読み込み、それをわかりやすく解説してくれたり、どの理論家とどの理論家は、こういう点で同じでこういう点で違うというクリアカットな定式化のできる人だった。それに憧れて、自分もそうなろうと分析の論文を読み漁った。

そんな折に、突然、ライクトマン先生が心臓発作（おそらくは心筋梗塞）で倒れた。いつ精神分析が再開するかもわからない状態だった。当初はちょっと落ち込んだが、こちらも半分やけになって、空いた時間で文献を読みまくることにした。

しばらく経って、私のオフィスに、ライクトマン先生から「大分回復したので、一カ月くらいで再開できる」というような電話がかかってきた時、これまで感じたことのないような熱いものが胸に走った。

再開のセッションで、話を聞いてもらえることがこんなに嬉しいものなのかを改めて実感した。その後も愚痴をこぼすことが多い，比較的平凡なセッションが続いたが，終わると気持ちが楽になることをいままで以上に自覚した。

帰国ということで，終結を迎えることになるのだが，精神分析の世界では，終結が重要視される。分析家になるためには，スーパーヴィジョン付きの終結症例を三例用意しないといけない。きちんとした終結でないと判断されると，分析家の資格は得られない。

教育分析も例外ではなく，きちんと終結しないと教育分析とみなされない。

最終回で，先生は，自分が言葉も文化も違う国で，日本で得てきた地位や名誉を失いながら，よく頑張ってきたことをほめてくれた。非常に嬉しかったが，これもまた，これまで日本で学んできた終結とは違うものだった（Wada, 1998）。

Ⅱ　患者体験の意義を知る

このようなわけで，帰国後，日本のお堅い精神分析協会や学会が認めてくれるのだろうかという不安は強かった。実際，日本の権威ある学会や先生方には，前述したようにまったく認められていない。ただ、時を経るにつれ、これでよかったのだと思えるようになった。少なくとも分析的な治療が、今でも自分のメンタルヘルスの維持に役立っている。

そこで、日本にもどってからも分析的な治療を受けることにした。自分の内的世界の理解を深めるというより、自分を受け入れてくれる、甘えを許容してくれる、というような分析家を探しているうちに、土居健郎先生を思いつき、頼みにいくと週二回ならと応じていただけた。

土居先生は、ライクトマン先生以上に本音を表に出し、世事についても、「君、どう思うかね」と聞かれることが多かった。私の正義感をほめてもらうことや、私の著書をほめてもらうこと、逆にタイトルがダメだというような批判もはっきりおっしゃった。

英国対象関係論の論客、ハリー・ガントリップが「フェアベーンの理論は素晴らしいが実際の分析には失望し、ウィニコットの温かい分析に感動した」(Guntrip, 1975) と述べているが、心の治療というのは受けてみないとわからないことが多い。私は、たまたま自分にとって当たりの分析家の治療を受けることができたおかげで、プラグマティックな治療だけでなく、気さくな治療に出会えたことは、今もって感謝している。

実は、私にはもう一つの患者体験がある。

ライクトマン先生のもとでの個人の精神分析に慣れてきた私は、メニンガー・クリニックでの募集があったので、精神医療関係者を対象にする集団精神療法も受けることにした。みんなが本音を言い合うという感じで、これもあまり分析的という感じはしなかったが、アメリカ人精神科医の別の側面を知った。

一人の女性メンバー（集団精神療法の場合、患者と言わずにmemberと呼んでいた記憶がある）が、あるセッションの時に泣き喚いた。

自分の分析医が、去年までは、夏休み中（アメリカでは一カ月に及ぶ）の連絡先を教えてくれたのに、今年はだいぶよくなったので、もういいだろうと教えてくれなかったというのだ。ものすごい治療者への心理依存だと驚いたのだが、後で聞くと、彼女は地元ではとても評判のいい、生物学ベースの精神科医であるとのことだった。

私が留学した頃には、すでにアメリカでも精神分析療法は落ち目になっていたが、精神科医が、精神分析的な精神療法や、おそらくその他の精神療法を受ける伝統は続いているように見えた。だから、生物学的精神医学の医師も分析的な治療を受けることは当たり前で、精神療法家と生物学的精神科医との無用な対立（日本では、一部の生物学的精神医学の教授は、精神療法家を排斥していると聞く）も生まれない。

これが前述の日本とアメリカの精神科医の違いだと私は思っている。

どういうふうに受け入れられ、どういうふうに対応されたら心地よいか、心理的に楽になれるかなどを肌で体験しているから、患者さんに対してそのように接することができるのだろう。冒頭で述べたように、私が患者の話を聞けるようになったのも、そのおかげのように思えてならない。

このようなことは前から聞いていた。

私が精神科医になりたての頃、自らの躁うつ病（今でいうところの双極性障害）を公言する医者が何人かいた。一人の先生にいたっては、自分によく効いた薬を誰にでも出すと批判されていた。ところが、そういう人たちは、どの医者も、患者さんにはすこぶる評判がいい。そして、多くの患者さんが、その先生たちの病状を心配したりする。

まだ若かった私は、それを批判的に見ていた。自分の病理を患者さんに押し付けるとはどういうことなのかと。

彼らが自己治療をしていたのか、誰か精神科医のサポートを受けていたのかは知らない。ただ、患者さんの気持ちがわかる医師だったのは確かだろう。外科の医者が、自分ががんになってみて患者の気持ちがわかったなどという本を書いているのを見るにつけ、医者にとって、やはり患者を体験するのは有意義なことだというのが私の信念だ。

Ⅲ　共感と社会のルール

私が崇拝するハインツ・コフートもにわか勉強のアルフレッド・アドラーも相手の立場に立って相手の心理を考える「共感」の重要性を強調している。

私は関西商人の血を引くのだが、昔から「客の立場に立って考えろ」という言葉がやはり強調される。しかし、これは「言うは易く行うは難し」の典型的なものだと感じる。

というのは、客の立場に立つと、それだけ売る側は、利益を減らしたり、余計な仕事をする必要がでてくるからだ。その経済的・物理的損害を被ってでも客の立場に立って商売をしているうちに信頼が得られるということなのだろう。

私が精神分析を習い始めた頃、患者に操作されるなということが、セミナーでもスーパーヴィジョンでもよく問題にされた。確かに患者さんに振り回されているようでは、治療がうまく回っていかないし、時間もかかる。相手の病理が見えなくなることもあるだろう。

しかし、患者の立場に立ってみると、ある程度、こちらの操作（多くの場合は、そんな意図がなくて、どちらかというと先生がどの程度、自分のことを思ってくれているのかを試しているのだが）に乗ってくれないと、医者が遠い人に感じてしまう。

コフート学派では、可能な限り、患者の心理的ニーズを満たしてあげることを是としている。コフートは至適の欲求不満（optimal frustration）という言葉を使って、実際には満たしてあげられないけれど、わかってあげるというようなことの大切さを強調したが、後の理論家は、それよりむしろ可能な限り相手に対応してあげること（optimal responsiveness）や可能な限り満たしてあげること（optimal gratification）を強調している。

そんなことをしたら、バウンダリーがめちゃくちゃになってしまうという議論もあるだろう。これについて、私の師であるロバート・ストロロウはこう説明してくれた。

患者に精神分析のルールを押し付けるのでなく、社会のルールを守ってもらうことだと。

いくら患者が求めてきても、患者とセックスをしてはいけないのは、精神分析のルールでなく社会のルールだ。料金を払うのも、お互い遅刻をしてはいけないのも社会のルールだと。逆にカウチに寝かせるやり方をしないことにしても、患者に感情をもってしまうことにしても、あるいは、時間が許すときに患者とお茶を飲みに行くというのも社会のルールに反しない限りそうしても、許されると。

患者の立場に立ってみれば、まさに至言である。社会的に許されていることなのに、精神科医だからダメということで、患者は失望する。しかし、社会のルールとして守ってもらわないといけないのですよと言われたら、相手の病理にもよるだろうが、納得してくれる人の方がずっと多いのではないだろうか?

少なくとも、人間関係ができているのだから、タダでいいだろうという患者を私は経験したことはない。遅刻してくることはもちろんあるが、たいていはすまなさそうにしてくれる。今日は時間がないというと、通常、わかってくれる。そのあたりのことはこっちが考えている以上にわかっているのだろう。

こちらがバウンダリーだと身構えなくても、患者さんは社会のルールの中で治療を受けてくれるというのが基本パターンなのだと私には思えてならない。

患者さんが、たとえば政治について自分の主張を論じ、治療者がどう思うかを問うというシチュエーションがあったとしよう。そういう際に、言下に治療に関係ないと言われたらどんな気分になるかを想像してみるのが、共感というものではないか？

社会のルールという観点から考えると、相手に無理に同意したり、ほめてあげる必要はない。ただ、そういう考えもあり得るね、と言ってあげることも民主主義のルールだ。貴方の話に関心がないわけじゃないんだけど、今日は時間がなくてと伝えるのも社会のルールとして許されるだろう。

私の患者体験（特に土居健郎先生）から言わせてもらうと、治療者に同意してもらったり、ほめてもらったりすれば、とても嬉しい。でも、そこまでいかなくても、ちゃんと人間として相手にされているという感覚が自分を元気にしてくれる。

病理の重い患者はそうはいかないという声も聞こえてきそうだし、実際、そうなのかもしれない。患者さんにストーカー行為を受けて以来、バウンダリーを重要視している医者も私は知っている。

でも、確率論から言うとやはり例外なのではないだろうか？

共感という概念は、そもそも人間というのは、似たような感性をもっているということが前提となっている。もちろん相手の立場に立ってみても認知のフレームワークが違うのでまったく別のことを考えていることもあるだろう。

患者体験をすると、不思議と、でも患者というのは通常はそうでないよとか、患者の立場では……と患者を一般化したくなるのは、私だけではない気がしてならない。

試したことがない人も少なくないだろうが、一度思い切って自分が患者だったら言われて嬉しいことを言ってみたらどうだろうか？

第三章

スーパーヴァイジー体験とスーパーヴァイザー体験

前章では、患者体験の話をしたが、精神分析家になるための国際精神分析協会の規定では、教育分析家に精神分析を受けるほか、一回四五〜五〇分、週四回以上の分析治療について、指定されたスーパーヴァイザーから指導を受けて、二例以上（私の記憶では、留学していた頃のアメリカでは、三例だったと思うが）を終結させねばならない、となっている。

ということで、留学前から精神分析的な精神療法のスーパーヴィジョンを受け、留学中は現地で個人精神分析のケースを持つことができなかったので、日本で診たケースのスーパーヴィジョンを受けたのだが、メニンガー・クリニックで多士済々の先生方からスーパーヴィジョンを受けることができたおかげで、さまざまな見方をしてよいのだと非常に自由になれた気がする。

ただ、やはり現在進行形のケースについてスーパーヴィジョンを受けたいと思い、アメリカを去るにあたって、スーパーヴァイザーを探す努力はした。そして、たまたまメニンガーに講演にいらしていた、私が著書を読んで感銘を受けていたロバート・ストロロウ先生にもうすぐ帰る留学生であることを伝え、スーパーヴィジョンを受けたいと申し入れたところ、快く引き受けていただいた。

コロナ禍で中断してメールのやりとりになってしまったが，そのスーパーヴィジョンは今でも続いていて，基本的に三カ月に一度，渡米してきた。

こういうものがやめられない性分のようだ。

一方で，一〇年ほど前から臨床心理の大学院の教員の職を得たので，大学院生のケースのスーパーヴィジョンも行うようになった。

そんな筆者のスーパーヴァイジーとスーパーヴァイザーの体験から，今回はプラグマティックなスーパーヴィジョンについて考えてみたい。

Ⅰ　私のスーパーヴァイジー体験

精神科医になった当初，精神分析家を志していたので，慶應大学の精神分析セミナーに二年間通った後，修了生向けのグループ・スーパーヴィジョンに出ていたのだが，その後，きちんとしたスーパーヴィジョンを受けた方がいいと判断して，イギリスで正式に精神分析的精神療法家の資格を取って帰られた衣笠隆幸先生のスーパーヴィジョンを受けた。

それまでに受けたグループ・スーパーヴィジョンは、当時は大御所が脂の乗り切った時期であったことや、精神分析というものがもともと権威主義的な風土から生まれてきたものであることもあいまって、ヴァイジーに対しても家父長的であり、言い負かせたり、鼻をへし折るタイプの人が多かったと記憶している（当時の私のひがみかもしれないが）。

それに引き換え、衣笠先生は終始穏やかで、「先生の言うことも納得できるけど、ここは、〜の方がいいと思う」とおっしゃり、相手を立てながら鋭い解釈をする。

クライン学派のハイレベルな教育を受けてこられたのだが、確かに人間の攻撃性の理解において、あるいはその背景にある無意識の力動の理解において、クライン学派の考え方は非常に役立つし、説得力がある。

私にとっても、非常に勉強になったが、いざ実際の臨床においては（スーパーヴィジョンであるから、現在進行形のケースについて報告して、アドバイスを受ける形になる）、なかなかアドバイス通りにはいかない。

衣笠先生は、もっと積極的に相手の無意識の攻撃性を解釈して患者に伝えろとおっしゃるのだが、それを言うと、当時、受け持っていたボーダーラインの患者さんが怒り狂うようにしか思えなかった。かなりオブラートに包みながら、解釈をし、あとは、一方的に患者さんの話を聞くという、不消化なセッションを続けていた。

そして、残念ながら患者さんもよくならず、入院の要求を受けては、病棟の屋上から飛び降りるというような脅しに、振り回されるような日々が続いていた。

結果的に、私が留学することで、その患者さんから「逃げる」形になってしまった。大きな劣等感を抱えながら、アメリカで起死回生を図ると心に誓ったものだ。

メニンガーで受けたスーパーヴィジョンは、もう少しフランクなものだった。チーム医療を基本とし、医師と心理士や看護師が対等ということもあって、師弟関係というより、対等にディスカッションをするというスタンスが基本になっていた。こちらの英語が下手で、言いたいことが言えなかったのは悔しかったが、むしろ自分の考えをまとめるのには役立った。ただ、残念ながら当地で興味を持つようになった自己心理学のスーパーヴィジョンを受けることはできなかった。

そして、前述の経緯で、当時、自己心理学の世界の最高レベルの論客とされるロバート・ストロロウ先生のスーパーヴィジョンを受けることになった。

普段からジーンズをはいて、カジュアルな雰囲気のスーパーヴィジョンで、途中でコーヒーを取ってきて、私にも「飲むかい?」と聞いてくれたりという感じのアットホームな空間であった。

彼の考え方は、自己心理学を超えた、インターサブジェクティブな（間主観的と訳されることが多いが、相互主観的というニュアンスである）アプローチということだった。患者の主観世界を理解し、それが過去からどんなコンテクストで形成されてきたか（同じ経験をしても、それをどう受け取るかをアレンジする個人個人で違った図式＝organizing principle）を想定し、それを治療者の反応性で、変形していくというスタイルである。私の解釈や介入についても、それはコフート的だねとかおっしゃる。

コフートが患者さんの自己愛を支えるようなアプローチで患者の自己なるものを、もっとまとまりのあるものにしていくという考え方とするなら、ストロロウは、治療者が親やこれまでの重要人物と違った反応性を示していくことで、患者の主観的な体験世界を変えていくというアプローチである。

ただ、話を聞く限り、解釈は好きな先生でもある。自分の体験世界についての知的理解を深めるというより、いい解釈によって、患者さんは「わかってもらえる」という体験をするという考えは一貫していた。

ただし、患者さんの傷つきについては、日本人以上に敏感だ。特に患者の心を決めつけるようなことをするのは、多くの場合（実は先生自身も父親に心を決めつけられる体験をされたとのことだ）、子ども時代に親にされた外傷をもう一度体験させることになるということで、可能性を示唆しつつ、相手の心の決めつけは避けるというのも一貫していた。いろいろな疑問にも答えてくれたし、私が自己心理学の英文の論文を作る際にもいろいろとアドバイスをいただいた。

前回に紹介した、精神分析のルールなどなく、あるのは社会のルールだというのも、このスーパーヴィジョンの中で聞いた話だ。おかげで少なくとも、フレキシブルに治療ができるようになったし、治療に自信を持つことができるようになった。

ということで、私にとってはハッピーなスーパーヴィジョンであり、それが今もって続いている。

Ⅱ　スーパーヴィジョンとの相性

ということで、かれこれ三〇年弱のお付き合いになるのだが、最初は、なんと毎月ロサンゼルスまで通っていた。

九四年の春に帰国し、運よく、最初のケースが五月に見つかったので、すぐに手紙を書いて引き受けていただいた。

九五年一月に阪神・淡路大震災が起こり、当時の私の精神分析家だった土居健郎先生に中井久夫先生を紹介してもらって、それをきっかけに毎週ボランティアで神戸に通うようになったため、スーパーヴィジョンで実際にＬＡに通うのは三カ月に一度としてもらって、あとは、ＦＡＸ、その後は電子メールでのスーパーヴィジョンになった。

グローヴァー（Glover, 1955）は、早くも一九五五年に二五人の精神分析家に詳細なアンケートを行い、各々の分析テクニックにどのようなヴァリエーションがあり、どのような共通点があるかを調べている。

そして、若い分析家に対して、自分のキャラクターや能力に調和した形での方法論を採用するように勧めている。さらに、テクニックの採用にはフレキシブルであれ、と。

アメリカに留学していた時に、カーンバーグ先生の講演を聞いたことがある。ものすごい冷徹な理論家をイメージしていたのだが、終始にこやかで、ものすごく人当たりのいい人だった。

アメリカ時代の友人が、カーンバーグがクライン学派の攻撃性をはっきり指摘する解釈ができるのは、あのキャラクターのおかげだと言っていたのだが、腑に落ちた。

おそらく、衣笠先生がクライン学派の解釈で堂々と切り込んでいけるのも、その柔和なキャラクターに助けられている部分が大きいはずだ。

逆に、「甘えさせる」体験を重視する土居先生は、背筋が伸びるような威厳のある人だった（だからこそ、時折、水戸黄門のような顔で笑われるのにとてもほっとしたし、嬉しかったのだが）。

いずれにせよ、理論やテクニックというものは、どれが正解であるかというより、治療者との相性も重要なポイントになるようだ。

私について言うと、クライン学派の解釈はとても納得できるのだが、その解釈を患者にぶつけることは、とても相性の悪いものだった。それと比べて、患者の傷つきにいち早く気づき（私自身がひがみっぽくて、傷つきやすいので、意外に得意である）、その自己愛を支えてあげる、相手をほめてあげる（関西商人の血が流れているので、ほめるのも性に合っている）というコフート学者のテクニックは、相性が良かったということだ。

その後、九九年に出した『〈自己愛〉の構造』（講談社）という本を北西憲二先生が気に入ってくださり、二〇〇〇年から森田療法のセミナーに通い始め、二〇〇一年からグループ・スーパーヴィジョンを受けるようになった。

これも今もって続いているのだが、実は、この森田のスーパーヴィジョンは、相性が良いというより、私の性格の修正に役立った。

アメリカから帰ってきて以来、日本の精神分析が古いとか、こんなんじゃ臨床に使えないと言っては、こっちが正しくて向こうが間違っているとか、何にでも正解を求めて人とぶつかるというタイプの人間だったが、その手の自らの強迫に気づかせてくれたのだ。

実際、森田の重鎮の先生たちは、みんなフレンドリーだし、精神分析の先生方のような排他性（私が受け入れられないだけかもしれないが）もない。まさに森田的な治療を続けるうちに、性格の陶冶を達成されるのかと感心させられるが、私自身も少しはそれに近づいている気がする。

もともと、精神分析的なスーパーヴィジョンは、無意識的な思考の偏り（特に逆転移によるもの）を修正する意味合いがあったのだが、確かに、分析的なものでなくても、スーパーヴィジョンというものは、スーパーヴァイジーの立場にいる治療者にとって治療的な意味も持つようである。

Ⅲ　プラグマティックなスーパーヴィジョン

私がコフート学派の信奉者であるためかもしれないが、クライアントの自己愛を傷つけることだけでなく、スーパーヴァイジーの自己愛を傷つけることは言語道断だと思っている。ヴァイジーである治療者があまり自信を持ちすぎるのも考えものだが、スーパーヴァイザーのことやヴァイザーに叱られることばかり考えて、不安を抱えながらクライアントと接することが望ましいとは思えない。

かつて、エリクソンがアメリカ・インディアンの子育ての研究をしていた際に、ひどい甘やかしの子育てをする部族でも、虐待に近い子育てをしている部族でも、意外に子どものメンタルヘルスに問題を生じることはないが、白人が入ってきて、それを非難しだすと、子どもたちに問題が生じるという観察をしていた。親がどういう子育てをしているか以上に、親が自信を持って子育てをすることが大切であるということだろう（Erikson, 1950）。

言うなれば、プラグマティックなスーパーヴィジョンというのは結果重視のスーパーヴィジョンということなのだろうと私は考えている。

理論上はあんまり感心できない精神療法でも、クライアントさんがよくなっているのなら、治療者の一所懸命さが伝わっていたり、その治療法とクライアントさんの相性が良いということなのだろう。

「うまくいっているようだから、このクライアントさんには、今のやり方が合っているのだろうね。だから、このまま続けていっていいと思うけど、合わないケースもあるから気をつけてね」くらいを言うにとどめて、一般的にこのやり方ではまずいということは指摘する場合（往々にしてスーパーヴァイザーの思い込みであったり、自分の流派、学派においてまずいだけの話であるのだが）には、ヴァイジーが不安にならないように細心の注意を払うことが必要だと思う。

それ以上に、なぜうまくいったのかを一緒に考える方が実用的だし、スーパーヴァイザーの側のバイアスを取ったり、自分自身の治療の幅を広げるのに役立つだろう。

ついでに言うと、ヴァイジーの不安を取り除くのもヴァイザーの重要な職務なのではないか。メールアドレスを教えていいか？　とか、セッション以外の場で会ってもいいか？　であるとか、就労や生活保護の相談に乗っていいか？　など、どこまでが許容されるのかを問われた際に、ヴァイザーが自分自身の経験や同僚の経験などから、どれだけフレキシブルになれるかで、ヴァイジーの不安は大きく違うはずだ。うまくいかなかった際の対応能力もヴァイザーにも問われているように思えてならない。

プラグマティックなスーパーヴィジョンとは、ヴァイジーの成長を促したり、不安を解消したり、自信を高めるだけでなく、ヴァイザーにも気づきを与え、さらにはクライアントのためにもなる、三方よしのものだと思う。

Ⅳ　私のスーパーヴァイザー体験

偉そうなことを書いたが、留学も含めて、それなりに臨床経験を積んでいるし、英文の論文もあるのだが、第一章に書いたような事情により、私はあまり精神分析の先生方から信用されていないようで、精神分析学会では座長に選ばれたことがなく、そのために学会認定のスーパーヴァイザーになれない。そのような理由で、実は私はたった一人の例外を除いて、精神分析のスーパーヴィジョンを行ったことはない。その先生はとても優秀な方だったが、奥様が病気をされて中断ということになってしまい、とても残念である。

捨てる神あれば拾う神ありで、どういうわけか、臨床心理の大学院の教員の職に就き、臨床心理士志望の大学院生が付属の心理相談室で持つケースについて、スーパーヴィジョンをする機会を得ることになった。

ここでの私の基本的な方針は、患者さんをよくする以上に、患者さんを悪くしないことだ。卒業まで二年という限られた時間であり、実質、そのケースを一～一年半しか受け持つことができないので、どうしても焦りが生じるが、それで結論を急いだり、テクニックを無理に当てはめたりすることで、学生の研修機関であっても、患者さんをかえって悪くすることは絶対にあってはならない。

カウンセリング的な治療は、よくするという点で往々にして親友の存在や宗教的なものと比べて負けることがあるが、彼らと違って、知識の蓄積がある分、悪くしないことはできるというのが、私の信念だ。

幸いにして、精神分析に関しては、一通りいろいろな学派の理論は知っているし、テクニックは大したことはないが、スーパーヴィジョンを受け続けている関係で、ある程度フレキシブルになれる。森田療法を習い続けていたり、認知療法やアドラー理論も勉強して、その場その場に応じて、クライアントに向いた治療法を提案できる。

うぬぼれかもしれないが、私はスーパーヴィジョンはうまい方だと思う。

押しつけないことやいろいろな流派のことを知っていることもあるが、実際の治療より、たぶん指導の方が向いている。

根が感情的なところがあって、実際の臨床場面では、その場、その場で最適な対応ができているとは思えない。後から反省することしきりなのである。ただ、森田療法の理論を学ぶようになってから、強迫的なところが弱まって、正解でなくても悪くなってないから、「ま、いいか」と思えるようになったし、まずい対応をしたときは、次に謝るようにしているので、悪くなった患者の記憶がないのが救いである。

それと比べると岡目八目とは、よく言ったもので、スーパーヴィジョンの際には、いいコメントがすっと思いつくのだ。

その中で、意外に役立っているのが、森田療法の発想である。森田療法の基本的な技法に不問技法というものがある。症状に対する対処や説明を一切しないというものだ（北西、二〇一六）。

患者は症状にとらわれているのだが、治療者は、ほかのことに着目して、患者の目もそっちの方に向けていくというのが主眼だが、もう一方で、患者が症状にとらわれているのだからこそ、治療者の方まで症状にとらわれてしまうとどんどん深みにはまってしまうという治療者への警鐘でもある。

症状だけでなく、理論へのとらわれもある。森田療法の先生方の中には、私が尊敬する立松一徳先生のように、治療者が森田の著作や理論にとらわれることを森田病といって、戒める人もいる。いまだにフロイトとの齟齬があるかどうかに「とらわれて」いる人がいる精神分析とはえらい違いだと感心した。

以上、自分に合ったスーパーヴィジョンは受けることも、行うことも治療者に新しい視点を与えてくれるだけでなく、その人間的成長やメンタルヘルスに貢献すると私は信じている。

第四章

アメリカの市場原理を勝ち抜いたハインツ・コフート

プラグマティズムの国、アメリカでは、現実に、プラグマティックな理論や治療テクニックである方が生き残る。

患者、クライアントというお客さんからみて、いい治療が生き残るということである。国民皆保険で、安くアクセスのいい医療が当たり前の国では、多少、医者が威張っていても、それなりに患者さんはやってくる。医者の少ないある地方の患者さんの話を聞く限り（もちろんその患者さんの主観だが）、パワハラやセクハラが原因で地元での評判は最悪なのに、その市内では、当時、精神科の外来診療所がほかになかったために、そこが大盛況だったそうだ。そのために、医者側にも反省がなかったとその患者さんは言っていたが、似たようなことは日本でも少なくないかもしれない。

高額の自費診療が当たり前のアメリカでは、保険会社に認めてもらうか、患者が自腹を切ってでも受けたい、と思ってもらえる治療を行うことが生き延びるためには必須となる。

保険会社はエビデンスを求め、大規模調査でもっとも予後のよかった治療が標準治療となるわけだが、内科で薬を選ぶときでも、外科の手術の術式を選ぶときでも、それに従うことが原則になる。

精神科についても、認知行動療法が大流行なのは、エビデンスのある治療として保険会社が金を出してくれるからだ。

それ以外の治療を行いたければ、それだけお客さんに魅力的なものでないといけない。

今回はそのようなアメリカの市場原理を勝ち抜いた治療としての観点から、ハインツ・コフート（Kohut H）の自己心理学を紹介したい。

Ⅰ　アメリカ精神分析の基本的な流れ

アメリカの精神分析の歴史というのは、まさに客が作ったと言っていい。

アーネスト・ジョーンズ（Jones E）らが一九一〇年にアメリカに精神分析学会を創設しているが、決して隆盛とは言えず、フロイトの著書の翻訳は、英語圏より、むしろ日本の方が盛んなくらいだった。

ただ、ナチのユダヤ人迫害によって、フロイトが一九三八年にロンドンに移住する頃には、アメリカでも精神分析はかなり盛んになっていたようで、コフートを含め、当時、多くのユダヤ人精神分析家がアメリカに移住している。

要するに、アメリカに移住できれば、「食えた」ということだろう。

ちなみにアメリカ国内で精神分析を学んだカール・メニンガー（Menninger K）が、精神分析を入院治療に応用する病院として、メニンガー・クリニック（著者の留学先である）を設立したのは一九一九年のことだった。

薬物治療のなかった時代には、精神分析が最も科学的な心の治療として、アメリカではもてはやされた。

精神科の州立病院が悲惨な収容施設のようになっていたこともあって、中流階級以上の心の治療としてのニーズをつかんだこともあった。一九五〇年代くらいまでは、精神分析家でないと精神科の教授になれないと言われたくらいの隆盛ぶりだった。

しかし、一九五〇年代にクロルプロマジンやハロペリドールが実用化される。それらは統合失調症の薬だったので、精神分析の優位を脅かすことはなかったが、一九五九年に初めて、三環系の抗うつ薬が発売され、六〇年代にベンゾジアゼピン系の安定剤が発売されると、薬物療法が精神分析の客層であった神経症や軽いうつ病の患者を奪うようになっていった。

　当時の精神分析治療は週四回以上で二年も三年もかかる上、一回の治療費も決して安いものではなかったので、本質的な治療でないにしても、はるかに短い期間で改善し、はるかに安上がりな薬物療法には、とても勝てなかったと言っていい。

　ついでに言うと、一九五〇年代に、精神分析よりはるかにとっつきやすく、クライアントにとって心地よいカール・ロジャーズ（Rogers C）のカウンセリング治療が盛んになったことも、神経症圏の客層を奪うことになった。

　そこで、精神分析の学界、業界は、精神分析でないと治らない新たな客層に注目する。

　それがボーダーラインである。

　もともとは、精神病（もちろん精神分析の対象外である）ではなく、神経症に見えるが、実際は病理が重く、精神分析が効かない一群、あるいは、精神分析治療を行うと、寝ていた子を呼び起こすように、妄想的になる潜在性の精神病患者のことを境界例とか、ボーダーラインと呼んでいて、基本的には、精神分析治療をやってはいけない人たちという扱いだった。

　それが六〇年代半ばくらいから、精神分析治療の重要な、今後の精神分析の世界を救う患者層と認識されるようになったのだ。

そんな中、さっそうと登場したのがオットー・カーンバーグ（Kernberg O）である。チリの大学助教授の地位を捨て、アメリカに移住して、メニンガー・クリニックではレジデントからやり直すことになるが、修了後はすぐに院長になったというから、どれだけ高く評価されていたかがわかる。

一九六七年に書いたボーダーライン・パーソナリティ構造の論文（Kernberg, 1967）では、自我機能に応じて、神経症、ボーダーライン、精神病パーソナリティ構造というスペクトラムがあるというモデルを発表したが、それは画期的だったし、翌年に発表したボーダーライン・パーソナリティ障害の治療論の論文も大きなインパクトのあるものだった。

チリから出てきたぽっと出の人間である以上に、アメリカでは毛嫌いされていたクライン学派の理論家であったカーンバーグをこれだけ歓迎するのは、ボーダーラインの治療に活路を見出すしかないというアメリカ精神分析の世界の危機意識を反映したものと言える。

しかし、これも長くは続かなかった。

ベトナム戦争以降の長期不況のために保険会社の財政状況が悪くなり、ボーダーラインの治療に保険が利かなくなったのだ（アメリカの保険は原則的に民間のものであり、いろいろな種類の保険があるため、一律ではないが）。留学中も、それを如実に感じた。

私が留学し始めた時（九一年）のメニンガー・クリニックは成人一六〇ベッド、小児六〇ベッドであったが、留学を終える頃には合計で半分程度に縮小され、最終的には小児キャンパスが廃止され、一つのキャンパスにまとめられることになった。

アラブの富豪の子弟など、財力のある患者のリクルーティングも盛んに行われた。

ボーダーラインの患者さんは、対人関係能力が悪く、感情の起伏も激しいので、仕事に就いたり、それを続けていくことが困難である。親の財力がないと、民間の保険ではカバーしてくれない精神分析の治療を受けることができない。

アメリカ精神分析業界は、再び、新たな患者層を求める必要に迫られることになったのだ。

Ⅱ　コフートと自己愛性パーソナリティ障害

このような経緯で、精神分析は当初の富裕層のメンタルヘルスという方向性に向かわざるを得ない（もちろん、地域によっては、自治体が費用を出して公的に精神分析的な治療が受けられるようだが）ようになった。

そこで注目されたのが自己愛性パーソナリティ障害である。

自己愛性パーソナリティ障害の三つの基本的な特徴とされるのが、自分はすごい、偉い人間だと思い込む誇大性と、人に注目されたり、ほめられたりしないと強い不快感を持つ賞賛欲求の強さと、他人の気持ちをないがしろにする共感の欠如である。

日本であれば、そんな人間は鼻つまみにされて、大した出世はできないだろうが（最近の起業家を見ているとそうでもなさそうだが）、アメリカの場合は、自分が天才だと思うような人間や、賞賛欲求の強い人間、そして、平気で人の首を切れるような人間が、かえって出世したり、起業して成功者になったりする。

しかし、そういう人間には金目当てのような人間しか集まってこないことが多い。つまり、親友という人間が少ない。また特にアメリカでは夫婦間であっても、女性蔑視発言をしたり（このパーソナリティ障害の人間は、自分の性の方が相手の性より上だと思っている人が多い）、「自分が稼ぐからお前は家にいてくれ」などという発言をすると離婚の原因にもなったりするから、本音（もちろん彼らの本音であるが）で接したり、甘える（土居健郎先生の言うような意味で）ようなことも難しい社会である。

カーンバーグがボーダーライン・パーソナリティ障害の治療論で台頭していた頃に、この自己愛性パーソナリティ障害の治療論で注目を集めたのが、ハインツ・コフートであった。このコフート的な精神分析は、自己愛性パーソナリティ障害の人が抱く空虚感を救う治療となった。フロイト流の精神分析では、未熟な精神状態であり、脱却しなければいけないとされる自己愛をコフートは肯定した。

人間は、ほめられてうれしいのは当たり前であるし、人に無視されたり、バカにされたりすることでメンタルヘルスを害する生き物なのだというのが基本的なコンセプトである。

治療者にほめられたいとか、治療者に力を与えてほしいという自己愛欲求を受け入れてあげることで、メンタルヘルスが保たれ、精神的に成長していく。自己愛性パーソナリティ障害の人間は、子ども時代にそれが満たされなかったせいで十分に精神的な成熟が得られなかったので、治療者がそれを満たすことで精神的な育て直しをするという発想である。

当然、フロイト的な治療や、患者の無意識の攻撃性を解釈し、治療構造の名のもとに、相手の心理ニーズを満たすより、きちんとしたルールの枠組みに従わせることを原則とするカーンバーグ流の治療と比べて、患者にとっては心地よいものである。

結果的に、コフート学派は、客を呼べる治療理論として、アメリカ精神分析学界の主流派と言える勢いを得るが、一般の精神科医にも大きな影響を与えている。

一九八四年にUCLA医学部（当時）のゴードン・ストラウス（Strauss GD）らが、アメリカの精神科エクスパート一三八人からアンケートを取り、一九七〇年から八〇年に出された中で重要な本のランキングを発表した。一位がDSM–Ⅲ、二位がハロルド・カプラン（Kaplan HI）とベンジャミン・サドック（Sadock BJ）の精神科の包括的教科書というものであったが、全体の三位、単著の一位がコフートの『自己の分析』であり、八位が『自己の修復』であった。カーンバーグも六位と一〇位に入っているが、その影響力の大きさがよく示されている。ちなみにアーロン・ベック（Beck A）の『うつ病の認知療法』は一〇位だった（Strauss et al, 1984）。

Ⅲ　自己愛の心理学から自己の心理学へ

古典的な精神分析の枠組みの中で、自己愛理論の論客として、あるいは、自己愛性パーソナリティ障害の治療者として、成功を収めたコフートであるが、その後、彼は、旧来の精神分析の枠組みを超えた「自己心理学」の樹立を志すようになる。遺作である『自己の治癒』の中で、彼はこう述べている。

「一九七一年（彼の自己愛性パーソナリティ障害の治療者としての名声を決定づけた『自己の分析』の発行年：著者注）には結局、私はまだ新しいワインを古いボトルに注ごうとしていた」

（コフート、一九九五、一六二頁）

また、七四年には自己心理学樹立の決意をしているようで、同年一〇月一一日のシカゴ精神分析インスティテュートの講義でこう語っている。

「自己の心理学―これから私は『自己愛の心理学』ということばを（略）めったに使わなくなることでしょうが―が、これまでの限界を超えて、もっと広い意味で、精神分析の拡張になっていくかの問題なのです」

（Kohut, 1996, p. 137）

コフートのいう自己の心理学は、確かに旧来の精神分析の「限界」を超えるものだった。一つは、心理的依存の許容である。

前述の遺作の『自己の治癒』でこう述べている。

「心理領域での依存（共生）から独立（自律）へと向かう動きは（略）酸素に依存した生活から依存しない生活へと向かう動きと同様、望ましいというのはおろか、可能ですらない」

（コフート、一九九五、七二頁）

コフートは、七〇年代半ばから、自己愛転移を、自己対象転移（当初は自己－対象転移）と呼び変え、人間は、一生自己対象（心理的依存対象）が必要だと主張した。

たとえば、ウッディ・アレンのように五〇年以上も精神分析に通い続ける患者について、旧来の精神分析の考え方であれば、いつまでも治療者に依存するダメ患者と、いつまでも治療の終結ができないヘボ医者と見られることだろう。

しかし、コフート学派であれば、治療者に上手に依存しながら、社会的成功を収める優秀な患者と、それを支える立派な治療者という見方をする。

少なくとも、市場原理を勝ち抜く上では、コフート学派に軍配が上がるのは明白だろう。

もう一つの自己心理学の基本的な特徴は、意識レベルへのアプローチである。

コフートの最初の臨床論文は、自己愛性パーソナリティ障害や自己愛のものでなく、共感にまつわる論文であり、人間の心の観察手段としての「共感（代理内省）」の重要性を説いている。相手の立場に立って、代わりに内省してあげることで相手の心がわかるというものだ。

ただ、この考え方は、旧来の精神分析の世界では受け入れられるものではない。

一つは、ライバルとして台頭してきたロジャーズや精神分析の世界と決別したアドラー

（Adler A）が、最重要のキーワードとした言葉であるということが挙げられるだろう。

実際、この共感という言葉は、フロイトの全著作の索引を見ても、日常用語として使ったことがあるだけで、精神分析の世界では、ほとんど使われない言葉である。

さらに言うと、共感（代理内省）して見えてくる世界は、相手が今、意識レベルで感じている世界であり、フロイトに言わせたら、無意識どころか前意識でもないものだ。

実際、コフートは長らく、この共感の心理学という理論を封印し、自己愛の理論家として再デビューした。

しかし、コフートにとっては、共感は生涯のテーマだった。

コフートが旧来型の精神分析と決別し、自己の心理学を打ち立てるにあたって、共感は再び最重要ワードとなる。実際、コフートの最後の論文も最後の講演も、共感にまつわるものだった。コフートの想定する自己というのは、共感、つまり相手の立場に立って想像して見えてくる相手の心理世界であり、意識レベルのものであった。

コフートは、あるのかないのかわからない無意識の世界を勝手に決めつけるのでなく、患者の意識している世界を重視すべきだという形でも旧来の精神分析と袂を分かったのだ。

シカゴのインスティテュートのセミナーでも「意識していないことについては、何もわかりません」（Kohut, 1996, p.228）と明言しているし、遺作でも意識のポジションから治療アプローチをするのだと断言している（コフート、一九九五）。

Ⅳ　現代精神分析のレゾンデートル

以上のように、コフートの自己心理学はさまざまな意味で、古典的な精神分析のおきてを破っている。

フロイトに言わせると精神分析は転移と抵抗を扱うもの（Freud, 1914）であるが、無意識から決別したコフートの自己心理学では、抵抗を扱って無意識を意識化させようとすることは原則的にしないし、患者が治療者の解釈を受け入れない場合は、治療者が自覚しないまま、患者の自己愛を傷つけたことに対する反応と捉えられる。

私の見解では、精神分析の最後の砦は転移（コフートは転移が患者単独に起こるのではなく、治療者にも心理変化が起こる転移－逆転移のセットとして起こると考えていたようだが）である。これを扱うから精神分析と言えるのである。

だとすると、治療者と患者の情緒的交流を使って治療するというのが現代精神分析のレゾンデートルなのではないだろうか？

認知療法のように相手の認知面にアプローチするのではなく、情動面にアプローチする。対人関係論のように対人関係を自覚させるのではなく、対人交流そのものを通じて治療していく。

ロジャーズのカウンセリングと比べると、コフートははるかに積極的に治療場面で感情交流を認めるし、相手の心理ニーズも満たそうとする。

アメリカだけでなく、日本でも親友と呼べる人を持てない人や、未婚者も増え、感情交流への飢餓感が高まっているのは、間違いないだろうし、さらにそれらを加速させているのが、インターネット社会であることは、長電話とＬＩＮＥでのコミュニケーションを比べれば明らかと言えるだろう。

コフートがおきてを破ったために、新たな精神分析のレゾンデートルが生まれ、それが精神分析のサバイバルの道を示唆している。

実際、旧来型の精神分析が落ち目になる中、自立至上主義のアメリカで、（心理的）依存の許容を掲げるコフートの自己心理学が市場原理を勝ち抜いたのは厳然たる事実である。

患者のニーズに合わせてフレキシブルに変わっていけるのがアメリカの精神分析界だとしたら、日本でも似たようなニーズが高まっている以上、われわれの臨床でも見習うべき点が多いのではないだろうか？　実際、コフートの理論は土居健郎の「甘え」理論にきわめて近いものなのだから（和田、一九九九）。

第五章

治療者の強迫を戒める森田療法

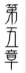

私の精神療法のベースは何度も書いているように精神分析、特に自己心理学である。

一九九一年から一九九四年までカール・メニンガー精神医学校に留学し、そこで自己心理学を知り、その後、自己心理学の論客ロバート・ストロロウのもとに三カ月に一度渡米して、スーパーヴィジョンを受け続けている。

今でも続けていることを呆れられたり、逆に敬意を払ってもらうこともあるが、根が気弱いので、いつまで経っても自分の治療に自信が持てないのが本当の理由だ。

前章でも紹介したように、自己心理学の場合、人間は一生自己対象（心理的依存対象）が必要ということになっているので、ウッディ・アレンが五〇年、精神分析に通い続けているのと同じく、私もスーパーヴィジョンを何十年も受け続けながら、それなりの治療ができているならよしとしているだけである。

一方で、第一章に書いたように、ある治療法がうまくいかないときに別の治療法を用意できるのが、いい治療者だと信じていることもあって、ほかの流派の治療も習い続けている。

その中で、いちばん実用的だと思い、学び続ける価値があると考えているのが、森田療法である。

一九九九年に出した『〈自己愛〉の構造』（講談社選書メチエ）という本を読んでくださった北西憲二先生が「森田も自己愛を重視するから」と、翌年に森田療法の勉強会の講師に招いていただいた。

すると私の方が森田の考えを気に入ってしまい、二〇〇〇年から森田療法のセミナーに初級コースから参加している。それ以降も、その卒後研修会というものに参加しているので、かれこれ二〇年近く森田療法を学んでいることになる。

今回は、森田がなぜ使えるかと考えたいきさつを含め、プラグマティック精神療法としての森田療法を紹介してみたい。

Ｉ　「とらわれ」の脱却は簡単ではない

森田療法というのは、東京慈恵会医科大学初代精神科教授である森田正馬という精神科医が考案した精神療法である。

そして、この治療法は自らが神経症を克服した体験から生まれたとされる。

小さい頃から心臓の具合が悪いのに悩まされ、中学校は八年もかけて卒業し、帝国大学に入った時には二五歳にもなっていた森田が、初めて進級試験を受ける際に、また症状が悪化した。

ところが、その時に、父親からの仕送りが遅れた。

病弱でバイトもできず、医者通いを続けなければいけない森田にとって、仕送りの遅れは「死ね」と言われているようなものであった。

これに反発して、どうせ死ぬのならと一念発起し、薬も飲むのをやめてひたすらに勉強したら、驚いたことにこれまで自分を悩ませ続けた症状が嘘のように消え、好成績を収めた。

これによって、森田は、気にするから症状が悪くなる、注意と症状（感覚）の悪循環を発見したという。

実際は仕送りが遅れたのはわずか二日だったので（岩田、二〇〇三）、真偽に多少の疑いや森田の脚色があったのだろうが、森田がこのエピソードを好んで語ったのは間違いない。

さて、気にするから余計に具合が悪くなる、とは誰もが一度は耳にした言葉かもしれない。

たとえば、歯が痛い時にそれを気にすると余計に歯が痛くなる、といった類の話は、精神療法家でなくても、しょっちゅう口にする話である。

森田の慧眼は、気にするなと言われても気にしてしまうという問題をどう解決するかということにあった。

その後、森田はさまざまな治療法を工夫しながら四六歳の時に初めて入院森田療法の原型となる治療法を開発した（北西、二〇一六）。

以降、森田療法と言うと神秘的な入院治療というイメージをもたれることになるが、私が思うに、通常のカウンセリングで「とらわれ」なり、注意と感覚の悪循環なり、「気にするから余計に具合が悪くなる」なりと言われて、理屈ではわかっても、実際はそうはいかないと反駁する患者に対しては、入院セッティングを使うしかなかったのだろう。

治療は、まず一週間の絶対臥褥期というのがあって、一週間トイレと食事以外は、ずっと床でごろごろしていることを要求される時期で始まる。

最初は、することがないと自分の症状のことばかりを考えるのだが、そのうちに、それにも飽きて、何かやりたいと思うようになる。

そして、軽作業期、重作業期、実際生活期と続いていく。

自分の症状を気にしなくなることを体験させ、それによって症状が楽になることも体で覚えさせる認知行動療法的な発想である。

以降、森田療法が外来治療に応用される際も、とらわれを指摘したり、説得するのでなく、いかにとらわれないことを体得させるかに工夫が凝らされる。

日記を使って、日常生活での気づきを促すこともある。

そして、実用的な精神療法として外来森田療法が発展していくのだ。

Ⅱ　症状は不問、性格は変えない

さて、私が森田が使える、すごい治療だと思うようになったのは、森田のもう一つの特色と言える目的本位の発想にある。

ある症状で苦しんでいる人がいるとしよう。

その人は、症状を何とかしてほしいと思うわけだが、症状をなくすというのは、自分の本来の目的に対する手段であって、目的ではないと考えるのだ。

たとえば、顔が赤くなるのに悩む患者さんがいた場合、その症状についてあれこれ聞くのでなく（たとえば、「どんな時に」とか「どんなふうに」を聞かない――これを「不問技法」と言う）、なんで赤くなると困るのかを問う。

「こんなに顔が赤いと、みんなを不快にさせるし、私も人前に出られません」

「要するにあなたは人に好かれたいわけですね？」（目的を問う）

「それはそうですが、こんなに赤ければ、好かれるどころか嫌われてしまいます」

この人の「人に好かれたい」という目的がはっきりすれば、それに対するアプローチに入る。

「いや、私はやぶ医者かもしれないけど、あなたの顔が赤いのを治す自信はありません。でも、長年、精神科の医者をやっていますが、顔が赤いのに、人に好かれている人は何人か知っています」

「そんなふうになれると思いません」

「それ以上に顔が赤くないのに、人に好かれていない人はもっとたくさん知っています。せっかく顔が赤いのが治っても、話術とか愛想のよさを磨かないと人には好かれませんよ。

顔が赤いのを治すことでなく、赤くても人に好かれるにはどうしたらいいかを解決するお手伝いはできると思います」

不安であれ、赤面であれ、その背後にある目的を知り、症状を取るのでなく、症状を抱えながら目的が実現できるように導いていく。これがきわめて実用的だと思ったので、私は森田療法に惹かれたのだ。

さて、森田は、不安にとらわれやすい、症状にとらわれやすい性格があることにも着目した。いわゆる神経質性格と言われるものだ。

内向的、自己内省的、小心、過敏、心配性、完全主義、理想主義、負けず嫌いなどを特徴とするが、森田療法では、これらの性格を矯正しようとは考えない。自己内省的な人の方が反省もできるし、完全主義で負けず嫌いな人の方が、仕事を投げ出さずに頑張ることができる。

要するに、この性格傾向の人が症状を気にするから、どんどん深みにはまるのであって、それが仕事や目的に注意や関心がいくようになれば、むしろ通常の人より成功しやすい。

当初、森田療法が一流大学の学生や高学歴の人など、患者層に恵まれたこともあるが、この性格の有効利用（「性格の陶冶」と呼ぶ）の効果もあって、この治療を受けて、神経症が改善した後、多くの社会的な成功者を生み、また治療を受けた医学生が優秀な精神科医になるなど、心の病に陥る前（陥っている時ではない）よりむしろうまく生きられるようになるのがこの治療法の特色と言える。

症状を取ったり、軽くするのでなく、症状と共存できるようにする。性格の改善を目指すのでなく、性格が向かうベクトルを変えていく。これが森田療法の、認知行動療法や精神分析を含めて、世界中のほとんどの精神療法と違う点と言えるだろう。

そして、それがプラグマティックであるから、国際的に再評価の方向に向かっているのだ。

Ⅲ　「かくあるべし思考」からの脱却

さて、プロセスより目的を重視するという考え方は、私の個人的背景もあって、素直に受け入れられるという以上に、私を勇気づけてくれるものでもあった。

私が世に出たきっかけは、二七歳の時に書いた受験勉強法の本であったが、数学は考えなくても解法暗記でいいとか、受験に出ない科目の授業では、寝てていいなどと過激なことを書いたせいで、世の教師や教育学者たちにきわめて評判が悪かった。

曰く、「本当の学力がつかない」「受かりさえすればいいという勉強をやっている人間は大学に入ってから勉強しない」と。

私自身、受験勉強のおかげで留学中、英語の読み書きで困ることはなかったが、数学や物理で本当の学力がついたと思えないし、実際、大学の教養課程では落ちこぼれに近い状態だった。また、大学に入ってから、映画監督になりたいという夢があったこともあって、ほとんど授業に出なかったのは確かだ。

反論の余地がないと思っていたら、それから一〇年以上経って書いた『大人のための勉強法』（ＰＨＰ研究所）という本が、ベストセラーになった。そして、その読者の多くが、私の受験勉強法の本を読んで大学に合格した人たちだと言う。

勉強法を変えることで受験の合格という結果を得た人たちは、社会に出てからも勉強を続けるので、大学に入ってから一〇年以上経っても勉強法の本を買うし、今の仕事に行き詰まると、勉強法を求めるということがわかった。

「受験テクニックで大学に合格した人間は、その後勉強しなくなる」というのが、かなり大きなサンプルを基に嘘であると言えることがわかり、大手を振って受験勉強法を勧めることができるようになった。

教師や教育学者が言う「正しい勉強法」というのは、プロセスにこだわって、結果よりそれを重視するという考え方だ。ちなみにそれが反映された観点別評価とか、新学力観（テストの点より、意欲や態度を重視する）が中学生や高校生に押し付けられてから、不登校も校内暴力も明確に増えている。

数学はできるまで考えろという律儀なやり方は、できる人にはいいが、できない人にはまさに神経症的な発想を押し付けることになる。

できないのなら、別のやり方でやってみようというのが、まさに森田療法の発想である。

実際、森田療法の研修会で、北西先生から「（受験勉強がストレスのように言われるが）受験勉強のような課題を与えるのが、意外と患者にいい」という話を聞いた際にわが意を得たりという気分になった。

今の生き方、今のやり方へのこだわりや、「かくあるべし思考」（まさに、「正しい勉強法」をできない生徒に押し付け、また生徒の方もそう考えてしまうのはこれに当たるだろう）から脱却して、自分の目的を見つめなおして、別の生き方、やり方を試してみようと誘うのが森田療法の基本とすれば、私の生き方やポリシーにまさにぴったりなのである。

本題に戻るが、森田療法の治療の本質的な目標は「あるがままに生きる」ということだ（北西、二〇一六、五頁）。

注意と症状の悪循環（「とらわれ」）からの脱却は、「あるがままに生きる」ための手段であって目的ではない。

もちろん、それは症状の緩和（主観的な緩和）のためには重要な手段なのだが、それ以上に重要な手段は、やはり「かくあるべし思考」からの脱却だろう。

前述の「正しい勉強法」というのは、まさに「かくあるべし思考」と私には思えてならないが、日本というのは「かくあるべし思考」がいまだに蔓延している。

仕事が終わるまで帰ってはいけないという「かくあるべし思考」はブラック企業が蔓延する背景となった。もちろん、報じられているような本当のブラックな企業の存在は否定しないが、長時間労働が蔓延する企業の多くは、上司もしくは社員そのものが、この手の「かくあるべし思考」にとらわれているため、悪気がなくても結果的にブラックになっているのである。

私自身は、老年精神科の臨床に携わっているので、介護家族の「かくあるべし思考」によく直面する。さすがにヘルパーやデイサービスへの抵抗はかなり和らいできたが、やはり施設に入れることに大きな抵抗がある人は少なくない。「介護は家族がやるべきもの」という「かくあるべし思考」のために、共倒れになったり、介護うつになる家族は後を絶たない。

精神障害で生活保護を受けている患者さんや医師を悩ませる「生活保護バッシング」にしても、やはり「働かざる者食うべからず（本当は不労地主に対するレーニンの言葉なのだが）」という「かくあるべし思考」に国民が染まっているからだろう。

手段と目的の混同も「かくあるべし思考」によることが多い。

私がかかわる受験産業では、名門の中高一貫校に入らないと、東大や医学部に入れないような「かくあるべし思考」が蔓延し、中学受験生の親がヒートアップするあまりに、子どもに過酷な受験勉強を押し付けたり、子どもの自己評価を下げるような言動をとる親が少なくない。

名門中学に入るのは手段であって目的ではない。別にそこに合格しなくても、勉強法を変えれば希望の大学に合格できることなど、私は自らの経営する受験勉強法の通信教育で当たり前のように経験している。

これも名門から名門というルートに乗らないといけないという「かくあるべし思考」からくるものだろう。

森田は、「あるがままに生きる」ために邪魔になるのが、この「かくあるべし思考」だと考えた。楽なやり方、別なやり方があるのに、それをやらないのは、まさに不自然な生き方である。私の見るところ、森田が一番問題にした「とらわれ」はこの「かくあるべし思考」への「とらわれ」だろう。

Ⅳ　治療者の強迫を和らげる

長年森田療法を学んできて、それ以上に重要だと考えたのは、患者の「かくあるべし思考」だけでなく、治療者のある技法や理論へのこだわり、つまり「かくあるべし思考」も戒める治療であることだ。

精神分析と森田療法を長年勉強して感じたことは、日本の精神分析家とか精神分析学者は自らの理論や技法へのこだわりが強い人が多いが、森田療法の治療者の方々は「それもあり」という発想をする人が多く、私のような新参者にもウエルカムなのである。

精神科医や臨床心理士の「目的」が、大学内での出世とか、学会のボスになることでなく、患者さんの具合をよくすることや、楽に生きられることであるなら、理論や治療技法という「プロセス」の方にこだわるより、結果を重視した方がいいという当たり前のことが、私が森田を学んで得た最大の収穫と言える。

たまたま、臨床心理の大学院で教員の職を得たので、スーパーヴィジョンを行うことになったのだが、これにもかなり使えた。

当時、本邦における解離やトラウマの権威の岡野憲一郎先生が同僚だったために、解離性障害やトラウマの後遺症のクライアントさんが、大学院の付属の心理相談室に紹介されてきて、ちょっと大学院生には荷が重いかなと感じていた。

その時、ふと森田の発想でいってみようと思いついた。

解離性同一性障害のケースだったが、解離や別人格の登場という「症状」にこだわるのでなく、いろいろな人格を抱えながら上手に生きていけることをカウンセリングの方針にしては、とアドバイスしたのだ。

このやり方でやってみると、実際、クライアントの社会適応がよくなったし、なによりスーパーヴァイジーだった大学院生の肩の荷が下りた感じが、ありがたかった。

その後も二、三の解離性障害のケースを同じようなやり方でそれなりにうまくいった感触をつかんだ。

さらに性犯罪（と言ってもレイプではなく痴漢のレベルだが）を繰り返す子どもを持つ親のケースでは、「子どもの矯正より、自分の人生を生きる方向に導いてあげたら」という方針で、親御さんも徐々に気分がよくなってきたし、子どもも徐々に事件を起こすことが減ったという経験をした。

人格の解離であれ、性犯罪の性向であれ、治療者の方がなんとかしなければと焦るような「症状」である。しかしながら実際のところ、治療者が焦り、頑張ったところでそうそう治せるものではない。

森田の考え方に、変えられるものと変えられないもののみきわめというものがある。

変えられないものに気を取られてじたばたするより、変えられるものから変えていく。すると「運がよければ」変えられないものも変わっていくというわけである（和田、二〇一二）。

ただ、こういう治療やスーパーヴィジョンを思い切ってやってみることができるのも、そのやり方にこだわっているわけではなく、ダメなら別のやり方を試せばいいやという森田的な発想がベースにあるからである。

私も若い頃は、自分の理論の方が優れているとか、勝ち負けにこだわる方だったが（今でも多少はその傾向は残っているが）、森田療法を学ぶことで、「そのやり方もありね」と素直に受け入れられるようになったし、少なくとも昔と比べたら随分柔軟になれたと思っている。

もちろん、森田療法を行う人でも治療技法や森田の言葉に忠実であろうということにこだわったりする人はいる。入院治療や悪循環モデルへのこだわり（「とらわれ」に私には見えるが）の強い治療者たちだ。

しかし、一方で、それを戒める人もいる。立松一徳先生に、そういう人のことを森田病と言うと教えていただいた時に、私も自分への戒めと受け止めた。

精神分析では、自分の治療が患者への逆転移感情で歪められないようにと教育分析を大切に考えるわけだが、森田療法というのは、自らが治療を重ねるうちに、自分の強迫的な思い込みを取ってくれる「性格の陶冶」の作用があるように思えてならない。

それは、まじめで強迫的な性格をもつ人が多い日本の治療者全体（特に精神科はそのように見える）にとって必要な「治療」かもしれないのだ。

第六章

高等教育の不備の国での認知療法

私のメニンガー精神医学校での大きな出会いと言えば、自己心理学のほかでは、やはり認知療法との出会いだろう。

今でこそ、トレンディな精神療法の代表格と言えるものであるが、意識レベルを扱い（要するに無意識より、意識していることを対象にしている）、原因の究明より、今変えなければいけないことに対処していこうというスタンスは、留学前に日本の精神分析にどっぷり浸かっていた私には斬新なものであった。

帰国してから、高橋祥友先生の知己を得て、フリーマンの名著（一九九〇）に出会って以来、森田療法と同じように、日本人に使えると実感するようになった。

今回は、日本人に対してのプラグマティックな認知療法について考えてみたい。

I　悪循環モデル

さて、認知療法の背景には悪循環モデルがある。

これは森田療法のとらわれというものに似ているので、森田療法を学ぶようになってから余計に重視するようになったが、私がアメリカで講義を聞いた際に、最初に認知療法に惹かれるようになった点は、このモデルである。

ベックは、うつ病になる→悲観的になる→余計にうつが悪くなるという、比較的シンプルなモデルを想定した。だから悲観に根拠がないことをわからせることで、この悪循環を断つことが重要と考えたわけだ。

うつ病の早期発見、早期治療の重要性を論じる際に、よく悪循環モデルが引き合いに出されるが、確かにうつ病は悪循環を引き起こしやすい要素がいくつもある。

うつ病→不眠→セロトニンの枯渇→余計にうつが悪くなるとか、うつ病→食欲不振→セロトニンの材料のトリプトファンの不足→余計にうつが悪くなるとか、いろいろと悪循環の要素がある。

余談だが、私は最近、男性ホルモンの働きなどの勉強にはまっている。男性ホルモンが不足すると、性欲が衰えるだけでなく、認知機能や社交性、人に対する優しさのようなものも減弱する研究がいくつも出ている。そして本格的なＬＯＨ症候群（加齢性腺機能低下症）になるとうつ病と誤診されることも多い。

うつ病↓性欲低下↓男性ホルモン分泌の低下↓余計にうつが悪くなるという悪循環も考えられるのだ。これに薬を早めに使うべきかというのは議論の余地があるが、悲観によって余計にうつが悪くなるという悪循環を断つというのは、かなり意味のあることだろう。

そして、悲観はうつ病の症状なのだから、悲観に働きかけるという対症療法は無意味で、大本であるうつ病の治療をしなければいけないという「決めつけ」を打破したのがベックの偉業である。さらにベックは、このようなシンプルなモデルを発展させ、うつ病の患者さんは、いろいろな出来事や他人の言説などを「自動的に」悲観的な解釈をして思考を行うが、その思考が絶対正しいものとして疑えなくなってしまうことが悪循環のサイクルを作ると考えた（Beck, 1987）。

これが自動思考と呼ばれるものである。

たとえば、うつ状態になって、「どうせ俺は会社にはいらない人間だ」と思っている人が、たまたま「部長が呼んでいるよ」という事態に出くわすとしよう。

すると「クビを言い渡されるに違いない」という自動思考が生まれてくる。

結果、それが絶対正しいと思い込んでしまって、その根拠を探すかのように悪い記憶が蘇ってくる。

「そういえば、忘年会のときに部長にビールをつがなかったので、うらめしそうな顔をしていたな」というふうに。これが余計に自動思考を疑う余地がなくなるという悪循環を生む。

そうなると、今度は行動に移してしまうこともある。

クビと言われる前に、部長に喧嘩を売ってしまったりするわけだ。こうなるとリアルに対人関係を悪くするわけだから、本当にクビになったり、辞表を書くはめになりかねない。もちろん、それがうつを悪化させるし、また「やはり俺の思った通りだった」と自動思考も固めてしまう。

まさに悪循環である。

Ⅱ　決めつけからの脱却

さて、ベックはこの悪循環を断つために、このような悲観的な思い込みに根拠がないことをわからせて、もう少し楽観的な考え方に変えていくという立場は取っていない。

ほかの可能性もあることをわかってもらうというのが治療の基本だ。

失業してうつになって「もう二度と仕事を得られない」という人に、「仕事なんかいくらでもあるから、絶対に得られるよ」というのではなく、「そうとは限らない」とわかってもらうのだ。

私は、認知療法の本質は、この「決めつけからの脱却」だと考えている。

本書の読者にはそういう人はいないだろうが、認知療法と言うとマイナス思考をプラス思考に変えるような治療法だと思っている人がいる。

しかしながら、仮に悲観を楽観に変えたところで決めつけであることには変わりない。

双極性障害の人が、うつ状態のときは悲観的な思考が絶対正しいと決めつけているのに、躁状態になると楽観的な思い込みが絶対に正しいと思ってしまうのと似たようなものだ。

予期不安的な思い込みに関しては、「そうなってみないとわからない」「やってみないとわからない」という発想を持たせることが重要になるだろう。

電車に乗るとパニック障害が起きると信じている患者さんに、絶対に起こらないから大丈夫と言っても、そうそう納得しないだろう。しかし、「そうとは限らない」「乗ってみないとわからない」というのは、もちろん時間がかかるが納得してもらう目標にすることができる。

たまたま、人の紹介で、相当有名なクリエイターの人がうつになったということで診る機会があった。普段はしないが、紹介してくれた人に頭が上がらないのと、その人が忙しいというので、ショートメールのやり取りをすることになったのであるが、一日一〇回くらいメールをくれる。

そのやり取りを一部改変して紹介する。

「先生にもらった抗うつ剤が効かないのにデパスが効いたのは、やはり私は神経症なのでしょうか?」

「そうかもしれませんね。でも、うつの可能性もまだ残っています」

＊＊＊

「うつ病の薬を飲むと吐き気がすると聞きました。大丈夫でしょうか?」

「五%くらいはその可能性がありますが、そうでない可能性も十分あります」

＊＊＊

「親戚の子がレクサプロという薬を飲んだらよくなったと聞きました。私にも効くでしょうか？」

「期待はできると思います。でも、飲んでみないとわかりません。飲んで具合が悪いようならやめるということでどうでしょう？」

＊＊＊

私の基本的な返信のパターンは、相手の認知の歪みを指摘するというより、「そうかもしれないし、そうでないかもしれない」というのと「やってみないとわからない」というものだ。

それで愛想を尽かしたのかもしれないが、不安になって送ってくるメールは一カ月もしないうちにかなり減ったのは確かだ。

通常の保険診療でも自費診療の時間をかけた精神療法でも、認知療法的なアプローチが効きそうだと思った際は、この返信のパターン、つまり「そうかもしれないし、そうでないかもしれない」ことと「やってみなければわからない」ということを、地道に伝え続けることを基本的なスタンスにしている。

多くの場合は、そこそこよくなることを実感するし、少なくとも、その人の決めつけが減ってくるようだ。

Ⅲ　決めつけを助長する高等教育

私は、日本では、アメリカと比べて、この手の認知療法の有用性が高いと思っている。それは、特に高等教育でものの考え方を教えないからだ。

何かと評判が悪かった日本の「詰め込み教育」や受験競争は、むしろアメリカやイギリス、東南アジア諸国の教育改革のモデルとなった。

一方で、日本の大学教育の評判はけっして芳しいものではない。

通常の先進国では、大学卒より修士、修士より博士の方が就職もよく、給与も上がるが、日本では大学に長くいた人間は企業からも敬遠される。

海外の留学生にしても優秀な学生に関しては、はるかに学費の高いアメリカの大学が人気だ。

なぜ日本で高等教育を受けた人が内外で評判が悪いかというと、私の見るところ、大学の教育を受けても、ものの考え方が変わらないからだろう。

高校までの初等中等教育での詰め込み教育は批判されるが、ある程度基礎学力を身に着けないといけない時期には致し方ないところもあるし、諸外国はその方向に舵を切り直している。

ただ、大学に入ると、その詰め込んだ知識を疑ったり、応用したりする教育がよその国では当たり前に行われているが、日本では、少なくとも文系や医学の世界では、大学の教授と称する人間が、自分の教えることは絶対正しいようなスタンスで教育を行うことが多い。

経済学の世界では、「人々は完全な情報を持っている」「人々は合理的な判断をする」というあり得ないような前提で作られた理論が横行し、学会の主導権を握っている。そのアドバイスによって、いまだにバカの一つ覚えのような財政政策や金融政策が行われている。

それがうまくいっていないことは諸外国との経済成長率を比べれば、少なくともそう考えていいはずなのに（あえてここでは「明らかなのに」という言葉は使わないことにする）、そのようなアドバイスを国に対して行った経済学者たちは非を認めようとしない。

欧米では、人々が完全な情報を持つという条件を外した非対称情報の際の経済学を研究する学者がノーベル賞を受賞している。また人々が合理的な判断をしないことを前提に心理学を経済学に取り入れた行動経済学の理論は二一世紀になってから三回もノーベル賞を受賞している。しかし、日本の経済学会の重鎮たちにはそれを取り入れる気配はほとんどない。

医学の世界でも、やや太めとか、コレステロール値が高い人のほうが長生きしているという疫学データがかなりの数で出ている（そうでないデータはほとんどない）のに、いまだに昔ながらの理論は疑われず、メタボ検診の義務化も続いている。私は内科学会の認定医でもあるので、ポイント稼ぎに講習会に出ると、肥満や高コレステロールの罪悪を講師の内科教授は強調し続けていた。

精神医学の世界でも、うつ病がソフトのバグかもしれないのに、ハードの病気と信じて疑わない教授が多いし、その決めつけのもとに医学教育が行われる。

精神療法の世界でも、精神分析の専門家と称する人の中には、フロイトの言っていることは全部正しいと信じているような人や、自分のフロイト解釈がいちばん正しいと思い込んでいる、治療を（認知療法という意味だが）受けた方がいいような人を何人か知っている。

欧米であれば、初等中等教育レベルの人は、たとえば池上彰のような人（外国にいるかどうかは知らないが）が、ある事象の説明をした際に、「そうだったのか」という話になるが、高等教育を受けた人なら「そうとは限らない」「ほかの説がないか探してみよう」となるだろう。しかし、日本では高等教育を受けた人でも「そうだったのか」になっている。

たまたま、トランプが来日（二〇一七年）して警備に日本中の警察官が駆り出された際に、おそらくは高速道路の覆面パトカーによる交通捜査を行わなかっただろうし、その時に、高速道路で重大事故が一件も起こらなかったと私がラジオで話した際に、一流大学卒のキャスターに偶然だと一笑された。

しかし、統計を当たると二〇一七年の高速道路事故原因のうち最高速度超過はわずか七一件、いっぽう前方不注意は三、九六〇件である。覆面パトカーをやめれば、運転者は前方を見て運転することに専念ができるので事故が減る可能性は否定できない。

もちろん、そうでないかもしれない。だから、数日から一カ月ほどの社会実験が必要なのだろう。確かに死者が増える可能性もないわけではないが、逆に減ることが実証されたら、警察官をもう少し治安対策に（私の患者でも何人も人手不足でストーカー捜査ができないと断られている）回せるし、以降は事故も減るだろう。

いずれにせよ、やってみないとわからないという発想が大学教育でほとんど得られないから、そういう発想が出てこないのだろう。

諸外国であれば、高等教育を受けているほど決めつけが減る。進学率が五割を超えている国が当たり前になっているので、それなりのうつ病の抑止効果があるはずだ。日本はそうでない。

逆に言うと、高等教育がまともに機能していない日本だから、決めつけから人を解放してあげる認知療法の必要性が高いと私が信じるゆえんである。

Ⅳ　不適応思考を助長するテレビの大罪

もう一つ、日本人に認知療法が必要だと考えるのは、テレビの悪影響である。

フリーマンは一二種類の不適応思考を想定したが、まさに毎日の情報番組での報じ方、そしてコメンテーターと称する人間に共通するものだ。

①二分割思考――味方でなければ敵、正義でなければ悪という思考パターン
②過度な一般化――たった一つのことで全部を決めつけてしまう
③選択的抽出――ある一点だけを取り上げ、ほかのいい面を切り捨てる
④肯定的な側面の否定―悪いと思えば、その人の良い面はすべて無視する
⑤読心――相手の考えていることを決めつける
⑥占い――将来何が起こるかを決めつける
⑦破局視――これからとんでもないことが起こると決めつける
⑧縮小視――メリットや良い点を過小評価する
⑨情緒的理由づけ――その時の気分で楽観的な判断や悲観的な判断をする
⑩「～すべき」思考 ――理想のあるべき論で、さまざまな事象や行動を論じる
⑪レッテル貼り――特定の人や事柄をこんな人、こんなこと、と決めつける
⑫自己関連づけ――原因はすべて自分にあると決めつける

たとえば、高齢者が派手な事故を起こしたとしよう。

ここでは、過度な一般化が当たり前のように起こる。実際には、一六～二四歳のドライバーのほうが八〇歳代のドライバーよりも免許保有者一〇万人当たりの事故件数は多いのに、高齢者ドライバー全体が危険であるかのごとく報じられる。もちろん、これはレッテル貼りでもある。

この二〇年間で高齢者ドライバーが死亡事故の第一当事者（加害者）になる確率は減り続けている。一方、若年ドライバーはわずかに増加しているというのに。

また、選択的抽出や肯定的な側面の否定もなされて、高齢者が運転することで、外出の機会が増え、寝たきりや認知機能の低下の予防になることも無視される。

正義の味方のように言われていた人が、たった一度の失言で、傲慢な政治家、悪徳政治家のように言われたり、芸能人が不祥事を起こすと、その人が完全な悪人のように論じられるようなことも日常茶飯事だ。

そこでは、理想論ばかりが語られ、「～すべき」思考のオンパレードとなる。

自己関連づけというわけではないが、原因の単純化が基本的な姿勢になる。最近は、それが嫌になって取材を受けなくなったが、珍しい事件があるとその心理を問われるようなＶＴ

R取材の際に、いろいろな可能性を論じても、向こうの決めつけに沿ったものだけを切り取るような編集が通常パターンである。

海外と違い、統計数字を用いて、実際には「増えていない」「もう少し冷静になろう」というような専門家がコメンテーターになることはまずなく、芸人のような人が感情の増幅装置のようなコメントを出すのが、日本のワイドショー文化だ（和田、二〇一〇）。

こういうものに日常接していると、不適応思考が当たり前に身に着くことは十分考えられる。また、海外と違って、テレビの局数が少ないから多様な意見に接する機会も得られない。さらに、高等教育の質が悪いから、インターネットメディアで代わりの意見や考え、統計数字を探そうとする人も少ない。

当たり前のように感じていることが不適応思考なのだと指摘し、その考え方は心に悪いですよねと伝えていく認知療法の姿勢は、多くの場合、人を楽にすることだろう。

「かくあるべし思考」は森田療法でも認知療法でも、まずい思考パターンとして問題視される。しかし、日本では高等教育でも答えは一つと学び、テレビがそれを助長する。

これでは、「〜でなければならない」という考えを修正する機会はなかなか持てないだろう。

そして、もちろん、それがメンタルヘルスに悪影響を及ぼすわけだが、柔軟な思考も阻害していく。

高等教育の不備とテレビマスコミの視聴率至上主義のため、うつ病の治療だけでなく、予防のために日本人には認知療法が非常に大切なように思えるが、いかがだろう？

第七章

甘えられない時代の「甘える勇気づけ」

二〇一九年に『甘える勇気』（新講社）という本を出した。

かなりの自信作のつもりだったが、売れ行きはパッとしなかった。この出版社は、私の『感情的にならない本』を五〇万部も売ってくれたほか、いろいろとベストセラーを生み出してくれているところで、ここしばらくは自己啓発書を出すと、悪くても五万部は売れるので相当期待していた。

私の精神科医の師であり、人生の師と考えているのが土居健郎先生なので、「甘え」は私にとって大きなテーマだった。

そんなこともあって、実は、私は「甘え」にまつわる本を何冊も出している。

二〇〇二年に光文社から『「甘え」の成熟』という本を出し、二〇〇三年に集英社から『成功する人の「甘え力」』という本を出し、最近では、二〇一四年にＰＨＰ研究所から『「うつ」だと感じたら他人に甘えなさい』という本を出している。そして、すべて私の中ではかなりの自信作なのに、惨敗と言っていいほど売れなかった。

実は、本家の土居健郎先生の本も売れなくなっているということだ。

宗教学者の山折哲雄氏によると、『「甘え」の構造』が、二〇〇〇年前後を境に読まれなくなったというのだ（山折、二〇一八）。

私がこの『甘える勇気』という本を書いたのは、山折氏がこの論考の中で日本社会の甘えの消失を嘆いていたことがきっかけになっている。

甘えの文化を持ち、当たり前に人の好意を期待することが許された社会が崩壊し、甘えることを人々がためらい、それに勇気が必要な社会になったということだ。

本家の『「甘え」の構造』が売れなくなった時代に、甘えることは悪いものでなく、甘える勇気を持つことで、ずっとメンタルが楽にいられるという啓発書を書いたのに、トートロジーのようになるが、その本も売れなかった。

私自身、日本は甘えられない社会になってきているという実感があるし、現実に「甘え」をテーマにした本が売れない。

今回は、現代日本社会における「甘え」の意義を再考したい。

I　甘えられない社会になった日本

前述の山折氏の論考は以下のようなものである。

戦後の前半期に出版された当時の日本を象徴する二つのベストセラーがある。一つは、中根千枝の『タテ社会の人間関係』（中根、一九六七）、もう一つは『「甘え」の構造』（土居、一九七一）であると。

さて、『タテ社会の人間関係』のほうは相変わらず読まれているのに、『「甘え」の構造』の方は、二〇〇〇年前後を境に読まれなくなった。この理由を土居先生自身が自己分析している。その結果わかったのは、「最近（その当時ということだが）、甘えの構造が変化した」ということだった。

日本人にとっての二者関係というのは、「相手」あってのものだった。それがいつの間にか「他者」に変わってしまった。

目の前にいる「相手」を意識し、感じて付き合っていたのに、そのイメージが消えて「他者」という抽象概念となってしまった。二者関係の基本が変わって「相手」との関係でなく、「他者」との関係、もしくは「断絶」と受け取られるようになった。

たとえば、災害の際にでも、「相手」というより、「他者」とのつながりをどうするかが問題になって「絆が大事だ」という抽象的なイメージが先行してしまう。

ここに人間関係が崩れる原因があるのではないかとの土居先生の指摘に山折は着目している。二〇〇七年に出された『「甘え」の構造〈増補普及版〉』の中で、自問自答の末、土居先生は、それはＩＴの普及によるのではないかと結論づけている。人間としての「相手」でなく、記号としての「相手」がＩＴ社会によって拡大していったということだ（土居、二〇〇七）。

山折は、この論考の最後に、「甘え」が消失したのに、タテ社会の構造が依然として残っている（だから『タテ社会の人間関係』は今も売れている）のは、「ひどく生きにくい社会」だとまとめている。

少なくとも、これは、筆者の実感とまさに一致している。

目の前にいるリアルな「相手」や「相方」に対してであれば、素のままの自分を出しても許される、「相手」は受け入れてくれるはずだと「甘える」ことができる。

ところが、ＩＴの時代になると、「他者」がどう思うかに、常に気を遣う。

炎上を恐れて本音を出さず、「いいね」を求めて、誰もが賛同すると思われることを書き、「インスタ映え」を狙って、自分の生活風景を飾り立てる。

自分を受け入れてくれる「相手」でなく、イメージの中の「他者」の意向に心がとらわれてしまう。ここに甘える余地はない。

さらに言うと、社会も甘えに厳しくなった。

日本の不景気が長期化し、アメリカ型への「構造改革」が進められる中で「甘え」は断罪され続けてきた。

終身雇用や年功序列は「甘え」であると批判され、実際、実質廃止となった。若い頃安い給料で一所懸命働いていたら、将来、企業が報いてくれるはずと考えるのは、現代社会では悪い「甘え」なのである。そして、企業もそれに報いず、大規模なリストラを断行した。

そして企業間の「甘え」であるケイレツも切り捨てられた。

「困った時はお互い様」の相互扶助の代表格である生活保護もバッシングの対象となっている。

さらに「人生百年構想」の美名のもとに一生働かないといけない社会が推奨される。

高齢者が増えているのに、福祉を充実させようというと、リベラル（これが悪い意味になってしまっているのが異常なことなのだが）とレッテルを貼られ、選挙ではむしろ票を失う。

ＩＴ化に限らず、「甘え」が許されない社会が確実に日本では進展しているようだ。

出版の世界では、確実に「甘え」とは逆方向の本が売れるようになった。

精神分析学者である土居先生の『「甘え」の構造』が精神科医が書いた本として初めてミリオンセラーになったのに対して、その三〇年後に、脳科学者である養老孟司氏（この人も筆者の大学時代の恩師である）の『バカの壁』は四〇〇万部以上売れ、いまでも教養新書歴代一位のベストセラーになっている。

「バカの壁」というのは、言葉のネーミングの妙のような気もするが、ロングセラーになっているということは、書かれている内容に共感する人が多いからだろう。

本書の帯に「『話せばわかる』なんて大ウソ！」とあるように、人はそれぞれ認知構造が違うので、こちらの言葉をこちらが伝えたかった意味で受け取ってくれると考えるのは甘いという趣旨の本である（養老、二〇〇三）。

日本は「甘え」の文化があり、相手がこちらの思いを理解してくれようとするのだから、甘えていいという土居先生の考え方と対極と言っていいものだ。話さなくてもわかってくれるというのが「甘え」なら、話してもわかってもらえないというのが「バカの壁」なのだから。

最近の心理学者の書いたベストセラーというと『嫌われる勇気』（岸見・古賀、二〇一三）だろう。後の章でアドラー心理学についても解説するが、基本的には、ライフスタイルを自分で選択しなおそうという一種の自己決定論であることは確かだ。人に期待するより自分が変わるべきという意味でやはり「甘え」理論とは対極をなす。

本の売れ方を見ても、やはり日本人の中に「甘える」より「自己決定」という考えが蔓延しているように思えてならない。

Ⅱ　土居健郎先生と「甘え」理論

さて、前述のように私は土居健郎先生を師と仰いでいる。

アメリカ留学中に精神分析を受けてきたのだが、自分の本音をぶちまけて、それを受け入れてもらう体験（まさに甘えそのものである）がとても心地よかったので、自分のメンタルヘルスのためにもう少し精神分析を受けたいと考えたことがある。

これまでも散々書いてきたように、日本の精神分析学者たちは堅苦しいところがあるし、当時の私には古いように思えた。

いちばん当時の私の理論体系に近いということで土居先生に分析を受けられないかと問い合わせてみたところ快諾していただいた。

以降、三年ほど週二回（分析学者はそれは精神分析でなく、精神療法と言うだろうが）、二年ほど週一回の精神分析を受けたのだが、確かにこわもてで、はっきり自分の意見をおっしゃる先生だったが、こちらの怒りや不満、不安をぶちまけても受け入れてくださった。

そういう事情もあって、甘え理論の本を何度も読み返したし、それがコフート理論に近いものを感じたのだが、前述のような事情で若い精神科医や臨床心理士の方には、「甘え」理論はなじみのないものかもしれない。

そこでその概括をしてみたい。

さて、土居先生自身は、「甘え」という言葉が日常語であり、日本人にはこの語彙が共有されており、しかもこれはある種包括的な概念であるという考えを持たれており、『「甘え」

の構造』をはじめとする主著には、「甘え」の明確な定義は書かれていない。実際、「まず述べておきたいことは、私は『甘え』が曖昧でも一向に困らないということである。すなわちいろいろな意味合いを含めかつその全体に通じる何ものかをさすものとして『甘え』を一つの概念として使うことに何ら支障があるとは思わない」（土居、一九八九、六八頁）と明言もしている。

また、本来「甘え」という心理自体が非言語的なものでもあるので（つまり子どもは「ボクは甘えたいんだ」と言わない）（土居、一九九三）、言語的な定義は難しいと先生は考えていたようだ。

ただし、土居先生も英文の論文の中では、海外の人にもわかるようにと、この「甘え」という言葉の定義を試みている。先生が行った定義のうちに、英語圏における「甘え」理論研究の第一人者であるフランク・ジョンソン、カリフォルニア大学精神医学科名誉教授が、自らの手による甘え理論の包括的研究書『Dependency and Japanese Socialization』（日本語訳の題は『「甘え」と依存』）の中で選んだ定義は以下のものである（Johnson, 1993）。

「他の人の好意をあてにしたりそれに依存することのできる個人の能力および特権」（訳は

江口・五木田による）

これは優れた定義であり、今でも私は大変気に入っていて、「甘え」の説明の際に必ず使うものだ。

「甘え」というのが能力であり、特権であることについては、若干の説明が必要だろう。

たとえば、宴会の席で、自分のビールのグラスが空になったとしよう。

「甘え」の能力のない人なら、他人の好意を素直に期待することができない。「どうせ、みんな俺のことなんか無視している」と考えて、手酌を始めてしまう。この能力がある人なら、「みんな盛り上がって気が付かないのだろうけど、待ってたらきっとついでくれる」と悠長にしていられるわけだ。

さて、これが特権であるというのは、日本の文化の特徴と言っていいかもしれない。

「甘え」の能力がない人が手酌を始めた際に、周囲の人間が気づかなかったことが悪いことになる。暑い時に、他人の家に遊びに行った際に、海外では「水をください」と言わないと出てこないのに、日本では出てくるのが当たり前になっている。気が利かない人の方が非難される対象となる。要するに、日本人には「甘え」の特権があるのである。

さて、ここまでの話を聞いてわかるように、土居先生は「甘え」を否定的なものと考えていない。

むしろ、それは能力であり、その特権があるから周囲が、相手の非言語的なニーズを読み取ろうとするし、それによって人間関係が円滑になる。

実際、『「甘え」の構造』（土居、一九七一）で、問題にされたのは、「すねる」「ふてくされる」「ひねくれる」「やけくそになる」「被害者意識」のような「甘えられない」ことで生じるさまざまな病理である。

確かに、精神科の臨床で出会う患者さんの多くは、甘えがひどい患者さんというより、素直に人に甘えられない患者さんだ。

甘えというのは、日本人特有の心性でもあるのだろうが、それが失われつつある今こそ、相手の好意を素直にあてにしていいことをわからせ、体感させることが精神療法家の仕事になってきたと思えてならない。

Ⅲ　甘える体験と甘える勇気づけ

さて、土居先生の甘え理論は、以前に紹介したコフートの最終的な理論体系に、きわめて近いものだ。

「甘え」を満たすために相手があてにする好意を想像するというのは、まさに「共感」そのものである。

コフートは、自分の心理ニーズを満たしてくれるものとして体験される対象を自己対象と呼び、そのように相手（治療者）を見る心理を自己対象転移と呼んだが、この自己対象転移は、相手の好意や、相手が自分の願いをかなえてくれることを期待する心理であるという点で「甘え」そのものである。

これは土居先生も強く意識しているようだ。晩年出版された論文集『「甘え」理論と精神分析療法』の序文にはこう記載されている。

「たとえば、コフートが精神分析の伝統に身をおきながら画期的な自己心理学を作り出したことにいかに感嘆したとしても、そして彼のいう selfobject を自己対象と訳して新しがってみても、もし自己対象転移が「甘え」に相当するということを思いつかなければ、結局何も学んだことにはならないのである」

（土居、一九九七、九頁）

さて、コフートは自己対象をもつことで自己が形成される、つまり周囲（親など）が期待に応えてくれることで、自分の体験世界に確信が持てるようになることを主張した。

実は、自己心理学構築以前に『自己の分析』（コフート、一九九四）で、自己愛研究の第一人者としてコフートがさっそうと登場した一九七一年に出版された『「甘え」の構造』の中で土居先生は、こう記載している。

「人間はかつて甘えるということを経験しなければ、自分をもつことはできない」

（土居、一九七一、一六九頁）

これをコフート流にいうと、「人間は自己対象転移を経験しないと自己を形成できない」

ということになるのだろうが、理論の類似性に驚きを禁じ得ない。

こういうこともあって、土居先生の「甘え」理論は国際的にも再評価され、一九九九年にチリのサンティアゴで行われた国際精神分析学会でも「甘え」理論に関するシンポジウムが組まれているほどである。

「甘える」経験をしないと自分をもつことができないというのは、「甘え」が許されない環境で育つと、周囲の思惑ばかり気にして、自分の意見も持てないし、自分の感覚が信じられないということだろう。

もちろん、小さい頃に「甘え」が体験できなくても、大人になって体験することで自分をもつことはできるはずだ。コフートにしろ、精神分析治療を通じて、自己対象転移を経験することで自己を再構築できると主張する。要するに精神療法というのは、患者が小さい頃経験できなかった「甘え」を再体験させる場ともいえる。

もう一つの精神療法家の仕事は、昔と違って待っていても、甘えさせてくれない日本の中で、周囲に甘えてみる勇気を与えることだろう。

助けを求める、人に頼ってみる、受け入れてくれるはずだと信じて言いたいことを言うなど、思い切って甘えてみると、意外に相手は受け入れてくれることを伝えて背中を押す。まだまだ、日本人にはそのような好意が残っていることは、震災後の助け合いなどを見ても十分想像できる。

思い切って甘えてみて、それを受け入れられる経験をすることで、「自分」がもてる。これが土居先生とコフートの共通の認識である。

ところが、ちょっとやそっと背中を押してみたところで、なかなかこの「甘える勇気」が持てない人が多い。

仕事でいっぱいいっぱいになっている人に、「少し休まないと心がブレークダウンしちゃいますよ。今の時代、休みたいと言えば休ませてくれるし、なんなら診断書も書きますよ」と持ちかけても、周りに迷惑をかけると言ってそれを受け入れようとしない。

困ったときはお互い様という発想を持てずに、迷惑をかけると思い込む。つまり周囲に甘えられないのだが、これればかりは実際に甘えてみないと周囲がちゃんと受け入れてくれたり、思ったより迷惑がかからないことは体感できない。

だからこそ、治療者は、患者さんが「甘える勇気」をふるえるように、根気強く背中を押し続けないといけない。甘えることにおびえているからこそ、勇気が必要なのだ。

もちろん、治療場面で甘えを許すことも勇気づけにつながるだろうし、自分の知っている範囲で甘える勇気で楽になった人の話をするのもいいかもしれない。甘えることに勇気が必要なのだという認識も治療者には必要だろう。でも、これがうまくいくと相当に患者さんは楽になるはずだ。まさに貴重な「勇気づけ」である。

私は、この「甘える勇気づけ」こそが、甘えが消失しつつある日本において、メンタルヘルスの上でも、自分が自分でいるためにも、欠かすことのできないものと信じている（和田、二〇一九）。

第八章

プラグマティック精神療法の元祖
アルフレッド・アドラー

前章では、拙著『甘える勇気』は売れないのに、『嫌われる勇気』は大ベストセラーになっている愚痴を書いた。

確かに、現代精神分析は、治療者が患者の「甘え」や、自分の心理ニーズを満たしてくれる「自己対象」としての機能を果たすことなど、患者の心理的依存を許容するのが治療的という考えが強まっている。

いっぽうのアドラーは、他人の意向を気にせず、自分がライフスタイルを選びなおすことの重要性を指摘するなど自己決定論者であるし、むしろ他人からの独立を主張する立場だ。そこから自己啓発の父とされるデール・カーネギーの理論が生まれたとも言われている。

また認知療法を創設したアーロン・ベックはフロイト派の精神分析家として出発したが、臨床面で限界を感じ、アドラー派のトレーニングを受けて、精神分析と決別したのち、認知療法を編み出したとされる。

アドラー自身が臨床の達人で、あまり臨床が得意でなかったフロイトと比べて、はるかに多くの患者さんを、はるかに短い時間で治したことでも知られている（これは森田正馬に通じるところがある）。

その観点で考えると、プラグマティック精神療法のはしりともいえる人物だ。

今回は、アドラー理論の足跡とその後、そしてそれがどのようにプラグマティック精神療法に応用できるかを考えてみたい。

I　数奇な運命をたどったアドラー理論

日本でも、これまで紹介してきた精神分析理論や森田療法、認知療法などと比べて、日陰の存在（もちろん、地道な研究者はいたのだが）だったアドラー理論が、『嫌われる勇気』で突然脚光を浴びたのだが、国際的に見てもアドラー理論は長い間、日陰の位置にいたのに、比較的最近になって再度脚光を浴びている。

もともと、アドラー理論は、学者より一般大衆になじみのあるものだった。

アドラーが生前大衆向けに書いた『人間知の心理学』は発売から一〇カ月の間に一〇万部も売れている。それに比較すると、フロイトの『夢判断』は一九一〇年から三二年の二二年間で一七、〇〇〇部しか売れていない（ホフマン著、岸見訳、二〇〇五）。

しかしながら、没後のアドラーの影響力は日本に限らず、海外においても大きなものではなかった。

アドラーは、一九一一年にフロイトと袂を分かち自由精神分析協会、そして一三年に個人心理学会と改称したのだが、三七年に講演中に急死したこともあり、フロイトの国際精神分析学会ほどの組織化には成功したとは言えなかった。富裕層を対象にしていた精神分析の治療者と違い、どちらかというと貧困層を対象にした治療や教育であったため、アドラー学派の治療者は資金不足のため国外に逃れることができなかった人がほとんどで、ナチス・ドイツの手でほぼ全滅状態になってしまった。

その中でアドラーの弟子、ドライカースが渡米に成功し、シカゴにアドラー・インスティテュートを設立したが、アドラーの業績は多くの人に知られるものではなかった。

アドラーの死亡の二年後にフロイトが亡くなるのだが、ロンドンのタイムズ紙では、その死亡記事に「彼の術語のいくつかは、たとえば劣等コンプレックスのように日常用語の一部になっている」と記しているが、劣等コンプレックスはアドラー心理学の用語であり、精神分析学の用語ではない。

同じくニューヨークタイムズのユングの死亡記事でも、ユングを「劣等コンプレックスの生みの親」という見出しで紹介している（エレンベルガー著、木村・中井監訳、一九八〇）。これももちろんユングの用語ではない。

ということでドライカースら弟子たちが細々とアドラー理論を広めていったのだが、国際個人心理学会も一九三〇年から五四年まで開かれなかったように大きなムーブメントとはならなかった。

アドラー学派の影響の特異性というのは、アドラーの名前は忘れられても劣等コンプレックスの概念はいまだに通用するように、概念の普遍性にあると言えるのだろう。

もう一つは、精神分析学のように内部で分派していくのではなく、個人心理学の枠外に大きな影響を与え、多くの新しい学派を生み出していったことだ。

アドラーの影響を受けたとされる心理学者には、人間性心理学のアブラハム・マズロー、カウンセリングの父カール・ロジャーズ、交流分析の祖エリック・バーン、そして自己啓発の父デール・カーネギー、そして前述のアーロン・ベックがいる。

自らの名前より、そこから派生する学派によってその理論が広まっているという数奇な運命をたどるのだ。

このことによって、アドラー理論は徐々に息を吹き返しているが、海外では日本ほどのブームは起こらず、まだまだ一般の人が知るレベルにはなっていないようだ。

Ⅱ　アドラーとフロイトの対立点

さて、当初はフロイトの精神分析の研究会に真っ先に参加したアドラーだったが、一〇年もしないうちに、自由精神分析協会を設立し、袂を分かつことになる。

その背景には、明確な理論上の対立がある（和田、二〇一四）。

アドラーがフロイトと大きく対立したポイントに目的論がある。フロイトは、さまざまな心の病や心の不調の原因の探索に一生をささげたと言えるが、アドラーは、人間の言動の目的を考える。

たとえば非行行為を行った際に、生まれつきの攻撃性が強かったからなのか、養育環境が悪かったためなのかは精神分析の世界では長年論争になったわけだが、アドラーはその手の原因より、何のために非行為を行ったのかを問題にする（岸見、一九九九）。「目立ちたいため」「親の注目を引きたいため」だとすれば、仮に叱るとしても大人が騒ぐことは、その目的をかなえてしまうので逆効果になるという考え方である（アドラー著、岸見訳、一九九八）。

これに対して、フロイトは原因を理解させることが治療的であるとした。局所論時代は無意識の原因を重視し、それを意識化することが治療的であると考え、構造論時代になると、原因の理解で自我が強化できると考えた。しかしながら、それほど治療成績は芳しくなかったようだ。

心の問題の原因がわかった際、原因を変えることは困難であるし、その原因が過去である場合それを変えることは不可能である。もちろん過去や原因を理解することが治療的に働くことはあるだろうが、逆に過去への恨みが深まることもある。現在のトラウマ理論では、過去のトラウマを直視させたり、それを思い出させることは逆効果という考え方が強い（和田、二〇〇〇）。

しかし、目的を変えさせることは可能である。

それを利用したアドラーはフロイトと比べてはるかに高い臨床実績を残した。

もう一つ、フロイトとアドラーの対立点は無意識の扱いである。

フロイトは自分で気づかない無意識を意識化したり、自我を強化することで無意識に抗えるようになることに治療の目的を置いたが、アドラーは（無意識を無視しているわけではないが）原則的に意識レベルでものの見方や考え方を変えることを重視した（和田、二〇一五）。

そのために相手の気持ちをわかる必要があると考え、相手の立場に立ってものを感じる共感を重視したのだが、これも意識レベルでの話である。

この考え方は現実的で、応用が可能な現代性を持つものである。たとえばものの見方を変えるという治療は認知療法に影響を与えたと考えられるし、共感の考え方はロジャーズに影響を与えたと考えられる。コフート自身は明確な言及を避けているが、コフートの共感の考え方もこのアドラーのものにきわめて近いものだ。

過去や原因に拘泥するより目的を考えろという治療理念は、まさに森田療法の創始者森田正馬の考え方とも合致する。アドラーとほぼ同時代に生きている森田とアドラーはお互いの理論を知ることはなかったようだが、森田は同じ趣旨でフロイト理論に反駁し、その弟子の古沢平作と論争している。少なくとも治療実績の点では、アドラーも森田もフロイトの何十倍もの治癒ケースを有していたことは確かな話である。

またコフートをはじめとするアメリカの現代精神分析学においては、意識レベルへの共感が重視され、長らく対立していた対人関係学派との融合の方向にある。

フロイトとアドラーの対立点は、まさにアドラーの考え方の方が、さまざまな精神療法の先駆となった。それと同時に、現代精神分析学の方向性を予見した点でも今日的と言えるものである。

Ⅲ　アドラーは自己責任論なのか？

ということで、アドラー理論は後の精神療法に大きな影響を与え、また自己啓発書として今日でも有効性を有するものと考えられるが、もう一つ、今日の日本で受け入れられた背景は、アメリカ型の自己責任社会の到来ということもあるように思えてならない。

前回も問題にしたように日本は、「甘え」の重要性を訴える本は売れず、『嫌われる勇気』や『バカの壁』が売れる国になった。

アドラーの理論は、主観的に幸福に感じるのも不幸に感じるのも自分で選んだものであって、過去のせいや人のせいにしてはいけないというものである。

アドラー心理学の根幹をなすものにライフスタイルというものがある。これは自分のことをどういう人間と思っているかという「自己概念」と周囲の世界をどう見るかという「世界観」と自分や周囲がどうあるべきと考えるかの「自己理想」からなるが、すべて自分の意思次第で変えられると考える（アドラー著、岸見訳、二〇一二）。

このライフスタイルが人間の性格を形作るわけであるが、それは生まれつきの気質や養育環境によるものでなく、自分が選んだものであるというのがアドラーの基本的な考え方であり、そのため、性格は死ぬ一日前でも変えられるという名言を残している（和田、二〇一六）。

そして、この考え方は自己啓発の源流とされるものだ。

フロイトも自己理解を通じて、自我をしっかりさせ、他者に依存しないで済む心の強い人間になることを目標にしたが、一方で親の養育や生まれついての欲動も重視し、それを本人の責任とは考えなかった。

さらにコフートのような現代精神分析学では、過去の深い心の傷のようなものは共感的な治療者の心理交流を通じることでしか治癒できないと考える。

コフートが古典的な精神分析学と事実上決別し、自己心理学を創設した際に、フロイト学派と決定的に違うとされた点は、以前も触れたように、二点にまとめられるだろう。一点は、共感を通じて患者の意識レベルの主観世界を重視したこと。もう一点は、自立を目標にするのではなく、依存を許容するどころか、心理的依存なしには人間は生きていけないと断言したことであろう。そして、このような依存対象に恵まれない人が、自己の病理を抱える「悲劇の人」だと考えた（和田、一九九九）。

前者はアドラー理論に通じるものだが、後者は、「悲劇」は人や過去によるものではなく、自分のライフスタイルの選び方に問題があるというアドラー理論とはまったく対立するものである。

どちらが正しいと私は断じるつもりはないし、また患者の病理の重さによって心理的依存の必要性も変わってくるだろう。

実際には、アドラーも冷たい自己責任論者ではなく、むしろ社会主義的な思想を持ち、他者への共感や共同体感覚を重視している（フーバー&ホルフォード著、鈴木訳、二〇〇五）。ただ、他者を仲間と考え、他者と共感するということも自分が選ぶことであり、他者を変えようとするのは不可能であるし、他者が期待通りに動くと考えることには否定的だった。

そして、その後のアドラー理論の展開は、自己責任論的な自己啓発に引き継がれ、皮肉なことに、生活保護叩きに象徴される自己責任社会となった日本で広く受け入れられるようになった。

一方で、自己責任社会とされるアメリカで、トラウマが問題にされ、また他者への心理依存や相互依存を重視するコフート学派が人気を有している。

共同体感覚を重視し、他人のために生きることを重んじ、また他人の依存を受け入れ、他人に優しくあれと考えた、準社会主義者といえるアドラーが自己責任論の教科書のように用いられるのは皮肉としか言いようがない。

Ⅳ　プラグマティック精神療法としてのアドラー理論

いずれにせよ、私はアドラー理論は、現代日本において「使える」プラグマティックな精神療法だと評価している。

森田療法を行う医師たちに聞くと、森田の便利な点は、森田理論について書かれた著作を読ませることが治療的だということだ。

確かに欧米と違い保険診療で、患者との精神療法に十分な時間が使えない本邦では、著作物を通じて、ものの見方や考え方を変えてもらうというのはとても役立つことだ。

患者を強迫から解き放つ森田療法の解説書と同じく、『嫌われる勇気』をはじめとするアドラーの解説書は、現代日本人の陥りやすい心の病理や不適応な思考パターンを改善するためのすばらしいテキストと言える。

『嫌われる勇気』のメインテーマは「他人の評価の奴隷になるな」ということであったが、これほど日本人の心に刺さる言葉はないし、それゆえにベストセラーになったのだろう（岸見、二〇一三）。

その目的論は森田療法に通じるものであるが、やはりプロセスにこだわり、目的を見失いがちな日本人には読んで理解してほしい内容である。

精神療法家にとってもっとも使いやすいテクニックは「勇気づけ」だろう。

コフートはほめることによる人間の心理的成長を重視したが、アドラーはそれに否定的だった。ほめるというのは、対等な立場でなく、上から目線の対応であるし、何よりほめる側（親など）の意向に沿わせようとする暗黙の示唆である。そうではなく、自分で変わって、生きる道や生きる方法を再選択させるのが、アドラーの治療論だ。その背中を押すのが「勇気づけ」である。

具体的には、ほめるのでなく、喜んだり、感謝するという対等なスタンスで、その背中を押すということになる。もちろん、そうであっても、親なり治療者の喜ぶことや感謝することのベクトルに向かわせていることには変わりないかもしれない。

それでも、確かに、たとえば治療者がほめてくれたというより、喜んでくれた、感謝してくれたということで、対等の人間のような感覚を与えてくれる可能性は高まる。

親が子どもの将来を心配して、世俗的な成功や受験の成功を望んでも、対等な関係でないと押しつけがましく聞こえるものだ。

治療者の場合も、おそらくは先生がずっと目上の人のように感じてしまうと、親身になって言ってくれたことでも、上からの指令のように聞こえることはあるだろう。

治療者のアドバイスに従うのは、命令に従うことのように感じることがあるかもしれない。

治療者のアドバイスというのは、やはり、それを患者が取り入れるとか、自己選択して受け入れるという形でないと有効になりづらいことは現実に往々にして生じることだ。

要するに治療者と患者は対等であることが治療的であるのは確かである。

治療が困難な依存症などの場合、自助グループが最も効果的というのも臨床的に知られた事実である。

そういう点でアドラーは慧眼なのだが、精神分析の世界でも、コフートは長年の自己心理学的な治療経験の後に、対等性の大切さに気付いたようだ。

コフートは当初、治療者は患者の理想化対象になったり、患者がほめてもらえる人と感じるような鏡対象になることの意義を強調した。晩年になって、同じ人間なんだという感覚を与える双子対象の意義を想定し、二つの自己対象だけでなく、双子も必要だと強調した。

やはり治療者と患者がタテの関係だけでは治療がうまくいかず、ヨコの関係である双子の必要性を感じるようになってきたのだろう。

もちろん、コフートが双子自己対象の重要性を強調した後も、理想化自己対象の概念を捨てなかったように、治療者が権威的であったり、患者から見て神のような存在である方が治療的であることも珍しくない。

ただ、そうでなければならないということはないし、それが治療の邪魔になることがあるというのも厳然たる事実だ。

どちらかというと治療者が権威的になりがちな日本では、このコフートの双子対象の考え方やアドラーのヨコの関係からの勇気づけというのは、臨床で行き詰ったときのヒントになるように思えてならない。

まさにそれが共感的な関係なのだろう。

第九章

精神療法の副作用

これまで、いくつかの流派の精神療法について自分なりの考えを書かせてもらった。

もちろん、もっとほかの精神療法も多々あるわけだが（臨床心理士の試験を受けるための勉強をしていたときは、こんなにたくさんあるのかと驚いた）、理論的なことより、私が実際の臨床を行う際に、心がけていることについて種々取り上げてみたい。

その一つ目として、本章では、精神療法の副作用について私の思いを書くことにする。

昔から、精神科にかかる際になるべく薬を使ってほしくない、という患者さんは少なくなかった。

さらに、若い人や軽いうつの人には、なるべく薬を使わず、小精神療法のようなものが推奨されている。うつ病学会のガイドラインでも、軽症のうつ病のケースでは、初診時には安易に薬物療法を開始しないように明記されている（日本うつ病学会、二〇一六）。

患者が薬を嫌い、学会も安易な薬物療法を避けるようにガイドラインを作るのは、やはり副作用のことを気にしてのことであろう。

少なくとも患者さんの間では、精神療法は害がなく、薬は危険なものという認識が強い。

しかし、実際には精神療法の副作用は少なくなく、治療を受けている間に、自殺もときにあるだろうし、殺人事件にまでなることもある。

このような精神療法の副作用について、少しでも気に留めることができれば、治療の失敗を避けたり、治療者の成長にもつながるだろう。

私自身、この副作用を経験したこともあり、このことを多くの治療者と共有できれば幸いである。

Ⅰ　私の失敗

実は、私自身、精神科医をやめようと思ったほどの失敗を、若い頃にやってしまったことがある。

研修医の時に入った精神科医師連合という組織が、政治的な闘争ばかりしていたのに嫌気がさし、二年目は内科に行くことにした。

研修医を終えた後、内科の医局に入る気がせず、いつかは精神科に戻ろうとも思い、国立水戸病院で神経内科と救命救急センターの後期レジデントを募集していたので、それに応募した。

同時に、慶應の精神分析セミナーも募集していたので、精神療法も勉強したいと思い、毎週水戸からセミナーに通うことにした。

精神科医師連合時代にはろくに勉強もしなかったが、そのセミナーでは難しいと思っていた精神分析をわかりやすく教えていただき、かなり勉強になった。

そうしているうちにまた精神科に戻りたくなり、ちょうど浴風会病院という高齢者専用の総合病院で精神科を募集していて、その条件が内科医もできることだったので、運よく入ることができた。

最初に任された患者さんのうちの一人が激しい心気症の方で、ナースコールを一晩に二〇回も鳴らし、病棟内の問題患者とされていた。この患者さんに、高齢者ではあるが精神分析的な治療を試みることにした。その当時、カーンバーグの治療構造を重視した入院治療論を習いたてだったこともあって、それを応用することにした。

看護師の人たちとカンファレンスを行い、ナースコールについての問題は、内科的には悪いところがないから、むしろ医者ときちんとカウンセリングを行っていくという方針を共有することにした。

そして患者さんにもその説明を行い、一時間の面接を週に二回行うことにした。

実際には、カーンバーグのように力動的な解釈はあまりしなかったが、それなりに傾聴を行い、比較的短期間で、患者さんの表情は和らぎ、ナースコールもほとんど鳴らさなくなった。「おかげさまで楽になりました」とにこりと笑い、患者さんは退院していった。

薬も頓用で少量の安定剤だけで済むまで減らすことができた。

カウンセリングを続けるように退院後も予約を取っていたのだが、それも一回目からキャンセルになり、一カ月くらいが経ったある日、腹痛でまた入院ということになった。そして、その救急病院に入院後の二日目に浴風会病院に転院してきた。

すぐに一時間ほど面接すると、患者さんは落ち着き「やっと、安心できました」と言ってくれた。

看護師たちにも、前と同じ方針でいくから、原則的にナースコールは対応しなくていいと伝えた。

そしてその日の夜に、病院から電話がかかってきた。その患者さんが病室で首をつって自殺したとの連絡だった。あわててかけつけたが、着いた時には亡くなっていた。

その後、処置や死亡診断書の作成などを行ったはずなのに、ほとんど記憶に残っていない。それほどショックだった。

自分は精神科に向いていないと思い、やめようと思ったが、当時の精神科の部長で、私の老年精神科医の師と仰ぐ竹中星郎先生にカンファレンスを行っていただき、精神科医を続けることにした。

うつ病の見落としや、再入院したのだからある程度経過観察をしてから治療構造を決めるべきだったとか、いろいろと意見をいただき、肝に銘じることにした。

少なくとも、治療方針についての思い込みは危険だということがわかった。精神療法には副作用があるということも身に染みて感じた。

それ以来、患者さんを良くすることに焦るより、患者さんの具合が今よりも悪くならないように心がけたし、患者さんのいる今の状況を少しでもマシにしようと思うようになった。悪くなれば、その治療方法にこだわるのではなく、やり方を変えるのを当たり前にするようにした。とにかく、自殺だけは避けたいと念じ続けた。

結果的に、最初の自殺を過ぎて三〇年以上経つが、以降自殺はされていない。これからどうなるかわからないし、油断はいけないだろうが、いろいろなことに目を配って気をつけていれば、自殺は減らせるという確信は持てるようになった。

自殺予防などと言うのはたわごとと明言する大学の精神科の教授がいるが、それでも頑張ることは無駄でないと信じている。

II　精神療法の副作用の危険性

ただそうは言っても、日本で精神分析を習っていた頃は、気が弱いこともあって、偉い先生やスーパーヴァイザーの言うことに、つい従ってしまうのが習い性になっていたのは事実だ。

当時は、クライン学派のスーパーヴィジョンを受けていたのだが、厳しい解釈を何回も行い、無意識を理解させることを重視する指導を受けていた。

なるべく相手を不愉快にさせないように言い方の工夫はしたが、やはり患者さんの中には、そのような解釈を不快そうにする方もいた。そうすると、何か、スーパーヴァイザーと患者さんの板挟みになった気がして、こちらも治療に気が重くなってきた。

その後、精神分析を勉強するためにアメリカのカール・メニンガー精神医学校に留学した。そこではいろいろな流派の治療法を学ぶことができたし、フランクなスーパーヴィジョンを受けることもできた。

それ以上に良かったのは、自分自身が精神分析治療を受けたのだが、分析家が非常にフレキシブルに対応してくれたので、理屈通りに考えなくていいのだと、こちらも治療を気楽に考えられるようになったことだった。

そういう意味で、留学から帰ってきた頃には、かなり治療がフレキシブルに行えるようになった。また、自分の考えをあまり押し付けなくなったし、少なくとも、患者さんの具合が悪くなったり、患者さんが不快そうにしている時に、治療のやり方や患者さんへの対応を変えることは素直にできるようになった。

一方で、留学前であれ、その後であれ、日本の精神分析は相変わらず、理論にとらわれ、堅苦しい感じが強い気がしたので、つい距離を取るようになっていった。

そんな折、精神療法の副作用の怖さを知る事件が起こった。私が留学から帰ってきて二年半ほど経った一九九六年一一月の話である。

東大卒の元出版社社員の団体職員（以降、Ａと呼ぶ）が日頃から家庭内暴力を繰り返していた長男（以降、Ｂと呼ぶ）を殺すという事件だった。

当時のマスコミでは、子どもの言いなりになるようにというカウンセラーに従っているうちに、子どもの暴力がエスカレートした揚げ句の惨劇という書かれ方をしていて、私もそれを信じて、精神療法の悲惨な副作用と思っていたが、調べてみると次のような経緯であった。

Ｂの暴力が始まった頃、Ａは青少年の精神障害を専門とする院長のいるクリニックに勤務していたが、Ｂの暴力についてその院長には相談しなかったそうだ。ただ、その関係で家庭内暴力についての本を読み、「親が荒れている子どもの心を受け止めてあげることが必要」と考え始めた。

また、Ａは、出版社を退社したあと、社会福祉士の受験資格を取得できるという専門学校に入学したのだが、Ｂの暴力が続く間、そこで学んだことを思い出す。子どもの暴力を耐え忍んで、それを通じて子どもを受容することが大事だと思うようになった。

ということで、理論的に、親は子どもが暴力をふるっても、それを受け止め続けることが大切と思い、それを実行し続けてきたのだが、さらに暴力はエスカレートしていく。

そこで、やっと専門家に相談しようということになり、A夫妻は精神科の診療所を受診したのだが、そこでも精神科医は、これまで通り、暴力に耐え、息子を受け入れるのでいいと話したそうである。

その七カ月後、Aが別のクリニックで相談したところそこでやはり「奴隷のように扱われるのも、一つの技術ですよ」という話を聞かされることになる。

その一年後に、別のカウンセラーに相談したが、やはり似たような対応をされ、結局、その一カ月後に暴力に耐えきれず、AはBを殺してしまう。その間にも、Bの暴力がエスカレートするばかりでなく、Aも何度か首吊りを試そうとしていたし、家庭も崩壊状態になっていたのは事実である。

このケースの場合は、継続的にカウンセラーが対応していたわけではないから、精神療法の副作用とは言えないのかもしれない。

しかしながら、どんどん事態が悪化しているのに、複数のカウンセラーがそのままの対応でいいと伝えたと記録されている（裁判の記録なので、本当にカウンセラーがそう言ったかはわからないが、Aがそのように受け取ったのは確かであろう）。

私は、この手のカウンセリングによって、そうでなくても子どもを受け入れないといけないと思い込んでいる親が、よけいに自分を追い込むようになってしまったという点で、立派な副作用だと考えている。

Ⅲ　正しいと思っていたことに副作用の危険

このような激しい事件になるものでなくても、精神療法の副作用にはもっとさまざまなものがあるだろう。

治療者に恋愛感情を持つようになり、患者が苦しむことは珍しくないし、精神療法を受けるうちに、かえって抑うつ気分や希死念慮が強まる人も珍しくない。もちろん治療者に恋愛も含め陽性感情を持つことで改善するケースもある。副作用というのは必ず起きるものではないが起こる可能性があるものだ。それを意識しないといけないということだろう。

薬の場合、ちょっとでも胃や肝臓の調子が悪くなるようなことがあれば、きちんと副作用の報告がなされるし、死亡例が何例か報告されれば、販売中止もあり得る。

それに比べると、実際には精神療法の方が自殺も含めれば、死亡例は薬より多いだろうし、さまざまな形の副作用も多い。

さらに言うと、副作用の多い治療が「正しい」と信じられていたため、標準的な治療として長々とやり続けられていたこともある。

一九六〇年代からアメリカでは、心的外傷の治療は精神医学、精神療法の最大の関心事の一つだった。

当時の治療のスタンダードは、外傷性記憶の想起と再統合が、外傷性精神障害、特に解離性の記憶障害を有する、外傷性精神障害の患者さんの治療の原則とされていた（和田、二〇〇〇：Herman, 1992）。

その手の記憶の想起がなされないと通常の認知スキームの中に外傷性記憶が統合できないという理論から、意識できない外傷性の記憶の想起は、精神療法の重要なプロセスと考えられていた。そして、症状から外傷性の精神障害が疑われる患者に対して、外傷的な記憶の想起が促されたり、催眠療法が施されることは少なくなかった。

しかし、暗示や催眠によって「偽りの記憶（false memory）」が作られるのではないかなどという疑問が呈され、偽りの記憶によって子どもから訴えられるなどの被害を受けた親たちのための「偽りの記憶症候群」協会も一九九二年に設立された。これについてのレポートは一九九四年にピューリッツァー賞を受賞している（Ofshe & Watters, 1994）。

外傷性記憶の真実性に対する疑念のほかに、記憶を蘇らせることの治療効果にも疑問が呈されている。ロフタス（Loftus, 1997）は、犠牲者回復プログラムからランダムに選んだ三〇人の予後を調査したところ、治療を通じて二六人の記憶は回復したが、三〇人全員が三年たっても治療を受け続け、一八人は五年以上の治療を受けていた。治療前の自殺企図は三人だったが、治療後は二〇人となり、治療前の入院は二人が一一人となり、ほぼ全例で婚姻関係が破綻した。

このような知見を考慮すると、心的外傷の記憶を意識できていない外傷犠牲患者や、その疑いのある患者の精神療法は、特に慎重に行われなければならない。中でもＰＴＳＤや解離性障害を患う患者は暗示を受けやすいため、治療者が知らず知らずのうちに記憶を誘導することがないよう、慎重に対応することは不可欠などと、いくつかのガイドラインが呈されている。

阪神・淡路大震災の時には、このような心の傷を吐き出させる心理的デブリードマンという手法が多用されたが、最近は下火になっているのもこのような経緯がある。

少なくとも精神療法には副作用が多いことと理論にとらわれ過ぎないことは肝に銘じておきたい。

Ⅳ　患者の精神状態に慎重に寄り添う

精神療法を行う際に、患者さんの精神状態が悪くなっていないかは、重要なバロメーターと言える。

自分としては、うまい解釈ができた、いいアドバイスができたと思っていたとしても、患者さんの具合が悪くなる、苦悩が増すとすれば、やはりその人には合っていない解釈、合っていないアドバイスなのだと考えるのが無難だ。

精神分析の世界では、治療中に一過性の退行が起こったり、精神的に混乱することはむしろ治療のプロセスとして大切なことだとされるという考えが強かった。

しかし、途中で具合が悪くなると、ドロップすることも、それがなかなか良くならないことも多い。

また、治療を受けている時間より、日常生活の方が長いのだから、その長い時間帯の苦悩が深まることも、少なくとも患者さんにとっては苦難になる。

現在の精神分析では（少なくともアメリカでは）、なるべくその場で共感的に対応し、セッションが終わった時には気分が良くなっているようにしてあげるのがセオリーだ。

一般の精神療法でも、なるべくならその場で、少しでも気分が楽になって帰れるようにするのが原則だろう。

もちろん、その場で楽になっても、家に帰ってから、また苦悩することもあるだろう。もとより悪くなることもあるかもしれない。

そういう際に、今のやり方がまずいのではないか、別のやり方を試すべきではないかと自省する必要はあるだろう。

実際、やり方を変える方がはるかに局面を打開できる可能性は高い。

自分の思い込みや、これまで習ってきた学派、流派にとらわれず、あれこれとやり方を試してみるうちになんとか治療がうまくいくということは多くの臨床家が経験するだろうし、それを重ねることで経験知が高まっていくのだろう。

だから患者の具合が悪くなっているようなら、それを重く受け止め、治療方針を素直に変える方が、少なくともプラグマティックな治療ができるはずだ。

状況が悪くなるという副作用だけでなく、治療者が自分の考えや言うことが正しいと思うと、患者さんが治療者に合わせることになる。それで適応が良くなることもあり得るが、患者さんの主体性が奪われることは確かなように思われる。

コフートは、晩年、「分析家としての私の人生の間に私が学んだ教訓が一つあるとするなら、それは私の患者が私に言うことは真実であるらしいという教訓である――私が正しくて患者が間違っていると私が信じた多くの場合に、しばしば長い探索の後にではあるが、結局は彼らの正しさが奥深いのに対して私の正しさは表面的であるとわかった」(Kohut, 1984, 3, p.135) と述べている。

患者さんが主観的に感じていることは、素直に尊重すべきであると言うことだろう。

少なくとも、患者さんの感じることを踏みにじり、その主観世界を理解しようとしないことは、一見治療がうまくいっているように見えても、患者さんが素直に感じたり、考えたりすることを阻害することになりかねない。

もちろん、「かくあるべき思考」のような不適応思考については、「それは損だと思うな」と言うことはあっていいだろう。それにしても、他の考え方ができるように促すのが趣旨であって、自分の思考を押し付けるのが、治療的とは限らないだろう。それによって楽になるのならいいが、かえって苦しむようなら別の技法を試す方が良いかもしれない。

治療というのは誰がやってもうまくいくことはあるのだが、元より悪くならないようにしないことが、素人の親切な相談とプロの治療との違いだと私は信じている。

第十章

精神療法のゴール

第九章で、実際の臨床を行う際に、心がけていることとして、精神療法の副作用に気を付けている話を書いた。

今、私がもっとも悩み、あれこれ考えることが多いのは、精神療法のゴールとは何だろう？　ということである。

ノーマライゼーションなる言葉がずっと使われているが、言葉の響きが「健常者のようになりなさい」、「健常者と同じように働きなさい」と言っているような気がしてしまう。社会復帰も同様だ。

ふだんは高齢者を専門とする精神科医をやっているので、普通の精神科医が考えないようなことをあれこれ考えさせられることが多い。

「社会復帰したところで、誰もが歳を取ったらまた仕事を追い出される」

「認知症の人は、重くなるほど、ニコニコして幸せそうにしている。わざわざ認知症の予防をして意味があるのだろうか？」

「赤ん坊は面倒を見させても誰にも文句を言われないのに、歳を取って能力が落ちて人の世話になるのがそんなにいけないことだろうか？」

「最後は、一人暮らしで死んでいくのが、特に女性は当たり前なのだから、このＡＩの時代に引きこもりも適応現象なのではないか？」

そんな私だから、あまり仕事に戻るとか、まともな考え方ができるようになるとか、そういうことに重きを置いていない。

本章では、そういう意味で、変わり者の精神科医が考える精神療法のゴールを提示したい。こんな考え方もあるのかと気楽に受け止めていただければ幸いである。

Ⅰ　現代精神分析のゴール

さて、自分の勝手な思い入れを話す前に、一応、理論的な話もしておきたい。

これまでも何回か取り上げさせてもらったが、アメリカでは、市場原理にしたがって、たとえば伝統的な精神分析もかなりアレンジされている。

以前に紹介したハインツ・コフートは、人間には一生依存対象（彼は自己対象という言葉を用いたが）が必要なので、治療者がその役に立つことの重要性を強調している（Kohut, 1984）。

つまり、オーセンティックな精神分析では、もっとも重視される治療のゴールである終結にこだわらないということである。

治療者が支えになりながら、患者さんが社会生活や対人生活をうまく営めるなら、それでいいじゃないかという考え方だ。

この場合、治療のゴールは治療者を伴走させながら、上手に生きていくということになるのだろうが、その前段階としてのカギを握るのは、治療者を依存対象（自己対象）として利用できるようになることだろう。

要するに素直に治療者に甘えることができるようになれば、その後の治療はおおむねうまくいったことになる。

コフート理論をさらに現代風にアレンジし、精神分析学のポストモダンの一人に数えられるロバート・ストロロウは、コフート理論を患者さんの主観世界をどう変えていくかという考え方に発展させた。

哲学者でもあり、世の中に客観などというものはあり得ないと言い切るストロロウは、治療者とのかかわりによって、主観的な体験は変えていけるし、それが精神分析の本質だと考えた（Stolorow & Atwood, 1992）。

たとえば、いつも裏切られて人を見たら泥棒と思うような人が、治療者がいつも裏切らない対応をすることで別の体験をすることができる。

ここで大切なのは、「人を見たら泥棒と思え」という人が、「渡る世間に鬼はない」というふうに、ものの見方をガラリと変えるとは考えていないことだ。確かに「人の多くは泥棒だけど、たまにはいい人もいる」と思うようになれば十分という考え方である。

この決めつけからの脱却が患者の主観世界を変えていく、だから治療者は大切なのだということである。認知療法と似ていないことはないが、治療空間の中での実際のかかわり合いを通じて、この主観世界の変化が得られるという点が精神分析的とも言える。

治療のゴールについて、ストロロウはあまり明言していないが、基本的にコフートと同じく、終結にこだわらないことと、患者さんが主観的な幸せを感じられることが当面のゴールと言えるだろう。

そこに治療者が伴走する場合もあれば、治療者がいなくても幸せに感じることができるようになる場合もあるという話である。

日本の場合、医療費の患者負担が安い代わりに長い時間の診療が困難という特性もあって、ある期間までに完全に（そんなことはあり得ないのだが）治すというより、長い付き合いをしつつ、病を持ちながらも生きていくのを支えていくというパターンが多い気がする。それでいいじゃないかというのが現代精神分析（少なくともアメリカでは）の基本的な方向のようだ。

Ⅱ　生き方の精神療法としての森田療法

森田療法の治療のゴールも、外来がメインになってからかなり重点が変わってきたと言える。もともと、森田療法とほかの精神療法との大きな相違点は、不安を取り除こうとするのではなく、不安があっても、それと共存していく、不安をあまり気にせずに上手に生きていくことをゴールとした点にある。

もちろん、これは今も変わっていないのだが、現代森田療法では、このような形で神経症が治るとか、症状や不安から楽になることを越えて、自分に合った生き方を得ることに重点がシフトしている（北西、二〇一六）。

そういう点では、やはり長い付き合いが前提となる。

もちろん、オリジナルのモデルでも、「あるがままに生きる」ことが治療のゴールだったのだが、保険医療のなかった時代では、症状から楽になった後は、自分の実人生の中でそれを体得するというのが基本パターンだったのだろう。

しかし、現代森田療法の多くの治療者は、私の見るところ、生き方にも付き合っていこうという形で治療をしている。

あるがままに生きるというのは、やや哲学的でとっつきにくい概念だが、要するに「生の欲望」に素直に従って生きるということだ。

この「生の欲望」というのもとっつきにくい概念かもしれない。難しく考えることはなく、人に好かれたいとか、幸せになりたいとか、そういう自然で根源的な欲望のことだ。

ところが、人生の中であれこれ経験したり、学んだり、あるいは親や周りの言うことを聞いているうちに、その手段の方にこだわって、自分の欲望に素直になれなくなってしまう。

人前で赤い顔をしているなど恥ずかしいという思い込みを持ってしまうと、それに反している自分が許せなくなる。つまり、人に好かれたいという自然な欲求より、赤い顔を治したいという、本来、人に好かれるための手段であるはずのことに悩んでしまう。

こういうことは、神経症に限らない。

私は、精神科医の傍ら長年受験業界に身を置いていたので（だから、「かくあるべし」型の人には信頼されないのだが）、この手の手段やプロセスにこだわることで、本来の欲求である「一流大学に行きたい」「医学部に入りたい」（これだって、幸せになるための手段なのだが）がないがしろにされることを数多く見てきたし、経験してきた。

たとえば、中学受験は相変わらずの過熱ぶりである。それにエキサイトして、かなり子どもに厳しく勉強させる親や、落ちてしまったら、もうその子どもは将来、東大なり医学部に行けなくなってしまうと思う親もいる。

これによって、子ども本人が将来をあきらめたり、勉強が嫌いになれば、本来の目的である大学合格はさらに遠のいてしまう。

仮に希望する中学に合格したとしても、やはりそのために燃え尽きたようになってしまい、大学受験の際に不利になることもある。

生の欲望にしたがい、もっとロングスパンで大学合格を考えたら、たとえば中学に受からなくても、早めに、つまり小学生のうちから、英語を勉強して、それを得意科目にすることで大学受験を有利に運ぶなど戦術はいくらでもあるのだ。

あるいは、私は数学について、解けない問題は、さっさと答えを見て解法を覚えてしまえという暗記数学を三〇年以上前に提唱した。すると教育関係者や数学者から、考える力がつかなくなると、コテンパンの非難を浴びた。

現実には、それで数学ができるようになって、東大の数学科に入って数学者になった人まいるのだが、うまくいかない人がいるのも事実である。ただ、ゴールが考える力をつけることでなく、大学に受かることであれば、プロセスの「かくあるべし」にこだわりすぎるのは、神経症的なのではないかと森田療法を勉強することで自らが元気づけられた。

人間、目の前のことに追われていると、本来のゴールを見失うことは珍しくない。

森田療法の求めるゴールというのは、目の前の些事にこだわらず、また「かくあるべし」思考から楽になり、きちんと本来の目標を再認識して、素直にそれに向かってやっていけるようにすることである。それに伴走することが治療者の仕事なのだろう。

そのためには、治療者も、患者の訴える症状だの不安だのにとらわれていてはいけない。「症状不問」という考え方は冷たく聞こえるかもしれないが、患者がゴールを見失っている際に、治療者の方が今の症状よりゴールを見なさいという戒めだと考えると現代的な意味を持つように思えてならない。

Ⅲ　結局のところ、患者も治療者も主観的

私は、アメリカ留学の体験と、その後、森田療法に出会ったことで、治療が楽になったことは確かだ。

理論通りでなくていい、時間がかかってもいい、うまくいかなければ修正すればいい、今ある症状にこだわらなくていい、……と。

その上、既述のように私は老年精神科を専門分野としているので、今、地位にしがみついても、どうせ将来、ただの老人になるのだという人生観を持つようになった。そうすると、あまり社会復帰や出世のサポートを熱心にやる気にならない。

もちろん、生の欲望も大事なので、うまくいけばそれでいいとは思っている。でも、うまくいかなくても、長い目でみれば、そこまで悲観することはないのではないか。社会復帰や社会的成功のために必要以上の苦痛が伴うなら、もっと楽に生きていいのではとつい思ってしまうし、たいてい、そう言ってしまう。

いい加減な治療者のように思われるかもしれないが、こっちの肩の力が抜けると、不思議と患者さんも安心感を持つようだ（もちろん、こちらの勝手な思い込みかもしれないが）。

もちろん私の力不足か、患者さんの強迫が強いのかわからないが、早く治したい、早く仕事に戻りたいという人はドロップしているのかもしれない。

今回、このような原稿を書いているのは、長年、精神科の仕事をしていると、考え方が変わるし、特にゴールに対しての考え方が大きく変わることを痛感しているからだ。

ストロロウのスーパーヴィジョンを受けている時に、アルバート・エリスの論理療法をボロクソに言っていたのを覚えている。

こっちが合理的で、論理的だというのが思い上がりだと言うのだ。

「世の中に客観的真実なんてあると思うかい?」と。

私が受験勉強法を世に出したとき、インチキ勉強法とかごまかし勉強法と言われたが、批判者の多くは「正しい勉強法」ということをよく口にしていた。

そのとき、世の中に「正しい勉強法」なんてあるのかと疑問に感じていた。多数派だったり、古典的なら「正しい」のか？

自分に合った勉強法とか、点数が上がる勉強法（これも統計学的なもので、万人にあてはまるものはないのだが）というのならあり得るが、正しいか正しくないかというのは誰が決めるのだろうか？

でも、よくよく考えてみると多くの精神科医や精神療法家は、患者さんの「歪んだ思考」を改めようと奮闘している。

これは、自分が正しいという自信がないと難しいだろう。

認知症の人が重度になるほど幸せそうにニコニコしているのを見て、多くの先人たちが「認知症は神のくれた病」とか「認知症はつらい現実を忘れたり、感じなくて済む適応現象」などと言っていた。

当初はふざけるなと思ったが、長年、この仕事をしていると、確かにその一面はあると思えてくる。少なくともそれを治してあげるというのはおこがましいと。

もちろん、認知症という病は治せないわけだが、それでも妄想が出たら、薬を使おうとする人もいる。夫や親が生きているという幸せな妄想であっても。

最近、統合失調症の人が「自分は神だ」といった類の妄想を持っていても人に迷惑をかけていないのなら、わざわざ薬で取る必要があるのかという疑問を感じるようになった。

Ⅳ　一緒に楽になる

精神分析の世界では、防衛という言葉が理論のキーワードのようになっている。力動的な解釈をすれば、自分が神であるという妄想は、つらい現実から目をそむけるための防衛であろう。

この妄想に限らず、精神分析が対象とする防衛にしても、その防衛のために症状が出て苦しんでいるなら、なんとかしないといけないが、その防衛がサバイバルの手段になっているのなら、目くじらを立てる方がかえって患者さんに不幸なのではないか？

確かに、精神分析の世界では、適応的な防衛とそうでない防衛とか、神経症の人が用いる高次の防衛とパーソナリティ障害レベルの人が用いる低次の防衛というようなことが議論されてきた。妄想を防衛として用いることは最も低レベルのはずだが、それが少なくとも本人には適応的なことがある。

そういう妄想を持つ人と上手に付き合っていくという精神療法のスタイルはあっていいように思える。

認知症の人が現実と違うことを言う（周囲からは妄想に見える）際、それを訂正していいのか、叱っていいのか、というようなことをよく家族に聞かれる。

確かに、家族にしてみれば愛する自分の親が妄想的な発言をするのを心苦しく思うし、情けなく感じることもあるだろう。

しかし、訂正したところで記憶障害があるから、それをすぐ忘れてしまう。あるいは、自分の幸せな世界をかき乱されることもあるだろう。訂正された内容のほうはすぐ忘れるが、不快な感情のほうは残る。結果的に異常行動を誘発することは珍しくない。

こちらが正しいと信じることを押し付けることは、「正しい」と思っている側にツケが回ってくることがあるというわけだ。

能力主義や拝金主義がはびこると、働けない人、社会に適応できない人、金の稼げない人はバッシングされ、不幸な人と見られる。

生活保護を受けている人が働けるようになるのが精神科医の仕事のように言う人もいる。確かに患者さんが自分でも不甲斐ないと思っている人も多いだろう。それに追い打ちをかけるように、なかなか復職できないうつ病の人や、仕事を失って生活保護を受けている人を外から責めるのはいかがなものかと感じてしまう。

ところが行動経済学が明らかにしているように（理論はともかく、精神科の医者なら当たり前に経験することだが）金をたくさん持っていても不幸に感じることはある。

結局、幸せというのは主観的なもので、一人ひとり感じ方が違うものだ。

コフート流に言うと、身近なところで自己対象——自分を愛してくれる人、自分を温かく包んでくれる人——が見つかれば幸せと言えるのだろう。

ただ、患者さんの多くはそういう人を身近に見つけるのが苦手だ。

だから、精神療法家は、パートタイムでもそういう人の代わりになって、現状が大して変わらない中で、幸せとまでいかないけれど、先生はいつも味方でいてくれるくらいに感じてもらえるのがいいのかなと思うようになった（なかなかそうはいかないが）。

あるいは、患者さんの生きにくさを楽にするお手伝いをするというのもゴール設定としてはいいかもしれない。

コフート学派の精神分析理論を習いたてで留学から帰ってきた頃、勤務先の高齢者専門の病院で、認知症の介護うつになった人の精神療法を行ったことがある。

ものすごくまじめで義務感の強い人で、義母のことを臭いと感じることにさえ罪悪感を持っていた。

ある程度、治療関係ができたときに、同じような話をした際に、「どうして、臭いと感じちゃいけないの？」と私は思わず発してしまった。

「いいんですか？」

「だって、臭いんでしょ？　感覚まで変えられないと思うけど」

こちらとしては何気ないやりとりだったのだが、二年ほど経って、その患者が大学で勉強をし直すので、当面、精神療法をやめる話になった際に、「先生のあの言葉のおかげで、『いいんだ』ができるようになりました」と話してくれた。

要するに、自分から見てちょっと手抜きかなとか、楽をしているかなというようなことでも、「ま、いいか」「それでもいいや」と思えるようになったということだった。

臨床家の方なら重々承知のことだろうが、日本の精神療法のクライアントさんはまじめすぎる人が多い。肩肘張って生きているのを、少し楽に考えられるようにするというのも大事なゴールだ。

その際、患者さんの心だけが変わるのではなく、精神療法家も肩肘張らず向き合えることに越したことはない。一緒に楽になるということだ。まさに一人だけの心が変わるのでなく、患者－治療者の対の心が変わる"two-person psychology"である（Modell, 1984）。

精神療法のゴールというタイトルで話をしているが、あえてゴールを決める必要があるのか、という疑問もある。長い付き合いでいいじゃないかと。

少なくとも、こちらが決めるものでなく、患者が「そろそろもう大丈夫です」と言ってくれるときがゴールなのだろう。ただし、でもダメならいつでも戻っておいでと。

第十一章

精神療法のルール

通常の精神科治療での患者のやり取りと精神療法はどう違うのかと言われると、自分が精神療法のプロだと思っている人の多くは、ある種の理念に基づいているとか、きちんとした治療構造でやっているとか、時間を決めてやっているというように答えるのではないだろうか？　確かに、全国の大学医学部のほとんどの主任教授は生物学的精神医学の研究者で占められるようになり、精神療法のシステマティックな教育を受けられる環境は、減っているかもしれない。

精神療法を志す精神科医の多くは、精神分析や森田療法、認知療法のセミナーなどに通うわけだが、そこでは、その治療理論と治療構造についてみっちり教えられる。臨床心理士や公認心理師の場合は、筆者が心理教員になってから治療構造について厳格な考え方を持った指導者や教員が多いことに驚いた。

アメリカで実際の臨床を見てきた私にとっては、その多くがいまだに堅苦しいと思うので、本書のタイトルを「プラグマティック精神療法」と掲げているが、本章では改めて治療構造を含めた精神療法のルールについて考えてみたい。

I　精神分析のルールは社会のルール

さて、ルールや治療構造について、もっとも厳格な考えを持ち、実際の臨床場面でも厳格に行われることが多いのは、やはり精神分析だろう。

私自身も日本にいる頃は、治療構造にかなりこだわっていた。

A－Tスプリットといって、主治医（管理医）とセラピストの役割を分業する技法がある。その発祥の地とされるメニンガー・クリニックに留学することができたので、本場の治療構造が学べると思っていたのだが、カーンバーグがニューヨークに移って二〇年も経ったメニンガーは、むしろこちらが見ていて、びっくりするほど「緩かった」。

看護師やソーシャル・ワーカーが当たり前のようにグループ治療を行うし、人によっては精神療法（さすがに精神分析とは言われなかったが）を行っている。

管理医や看護者たちが悪者になって、セラピストだけが優しいという役回りになりがちなA－Tスプリットは、現実にはほとんど行われていなかった。

当地では週五回の精神分析を受けたが、深い解釈はほとんどなく、雑談を重ねるうちに、受容や共感してもらえることが、いかに心地よいかを知った。

分析を行ったのは、ベテランの威厳ある精神分析家（医師でなくPh.Dだった）で、部屋も薄暗く、カウチを使い、それが古典的な精神分析だと思っていたのだが、内容面と構造面のギャップの大きさに驚いた。内容面では、私の想像していた精神分析とは大きく違っていたが、構造面では精神分析そのものだったからである。

週五回、一回五〇分。それが日課になり支払いは月に一度チェックで行った。

メニンガー留学の終わりくらいに、自己心理学の世界での最大の論客とされるロバート・ストロロウ先生が講演にいらした。自己心理学はそれなりに勉強していたが、ストロロウ先生の患者の主観的な体験を変えていくという発想には膝を打った。すぐストロロウ先生に、「日本に帰っても通いますので」と一言添えてスーパーヴィジョンをお願いしたら快諾していただいた。

たぶん、一年くらい経ったある日のことだったと思う。私がウエスト・ロサンゼルスの先生のオフィスでスーパーヴィジョンを受けていたら、先生がこんなことをおっしゃった。

「君は精神分析のルールなんてあると思うかい？」

「精神療法でなく、精神分析のルールですか？　週四回以上とか？」

「精神療法と精神分析は違うと思うかい？」

こんなやり取りがしばらく続き、最後にストロロウ先生はこうおっしゃった。

「精神分析にルールなんてないよ。患者とセックスをしてはいけないのも、時間を守らないといけないのも、患者がお金を払わないといけないのも、精神分析のルールじゃなく、社会のルールじゃないか？　カウチを使わないといけないとか、患者さんに感情を持ってはいけないとか、連絡先を教えてはいけないというのは、社会のルールとして決まっていることではない。だから精神分析においても、必ずしもそれに従わなければいけないということではないだろう？」

社会のルールのほかに、精神分析のルールなるものを作って、治療のあり方を縛る、治療者－患者関係を縛るということに、ストロロウ先生はひどく反発を持っていた。

私もこれに納得している。

日本の精神分析の権威の人たちはこうした考えを認めないだろうが、アメリカで精神分析のさまざまなルールが緩いものになっている背景には、当地の精神分析家たちは、それで生計を立てている、つまり、患者さんが来なければ生計が立たない、という理由もあるようだ。

五年ほど前、私がメニンガーで国際フェローだったときに、同僚だった日本人でアメリカのメディカルスクールを出てレジデントをやっていた吉田剛先生（現在は、正式な精神分析医と児童分析医の資格を持っている）と今でも交流があるので、アメリカの精神分析の事情についてのセミナーを大学院の学生を対象として開いてもらったことがある。

当地のインスティテュートには、医者やPh.Dだけでなく、ソーシャル・ワーカーや学校の先生まで入れるようになっているという話だった。

さらに週二、三回のものでも精神分析と呼んでいいということにもなったそうだ。

ロサンゼルスと違い、カンザスシティのインスティテュートは、本来であればはるかに保守的なはずなのだが、そうしないと精神分析家が集まらないし、患者も集まらないから背に腹はかえられないのだろう。

ルールより治療の理念を守ることが大切というプラグマティックな考え方と言える。

Ⅱ　連絡先の交換

臨床心理の大学院の教員になり、学生のスーパーヴィジョンを受け持つようになって、相談室のルールというものの存在を知った。

どういうふうにクライアントを迎え、どういうふうに対応するかなどのマニュアルがきちんと作られている。

その中で、明文化されたルールに、連絡先は相談室の電話番号にしろというものがある。治療者の都合で日程を変える（もちろん、治療者の体調などの問題もあるが、今回のコロナウイルスの影響では、相談室が休室になり、その期限がたびたび延長になっていた）際には、相談室のスタッフないし、治療者が相談室から相手に電話をかける。クライアントのキャンセルの場合も、クライアントが相談室にかける。

メールアドレスも教えてはいけないことになっている。

確かにストーカーのようになるクライアントもいるし、まだプロではない院生なので、彼らを守ってあげるという側面もあり、致し方ないことだとは思う。

しかし、携帯電話やスマホが普及した時代に、クライアントがひどく不安になった際などに連絡を取ることができれば、かなりの安心感を与える場合もあるだろう。

私がメニンガー精神医学校に留学していた際に、メンタルヘルスのプロフェッショナル向けのグループ治療が始まったので、そこで治療を受けたことがある。

普段はきちんと仕事をしている、精神科のレジデントや精神科医、Ph.D の心理士、精神科看護師などが患者としてグループ治療を受ける。グループになると退行するというが、そのグループ治療では、だんだん本音が丸出しになり、トレーニングというよりも本物の治療のようになってきた。

この話はすでに紹介した話だが、あえて、ここで再び取り上げさせてもらう。

夏のある日、そのグループ内の一人の女性患者が、激しく泣き叫ぶ。

自分の精神分析医が、去年までは夏休みの間の連絡先を教えてくれたのに、今年はだいぶ良くなったと言われて教えてくれなかったというのだ。

いつもなら週に何回も会っているのだが、それができない休み中は、治療者によっては連絡先を教えるのが当たり前のようだった。

治療者のいなくなる不安がそれだけ大きいということだろう。

後で聞いてみると、その人は、地元では評判のいい生物学的な精神科医だった。

自分の診療所や病院以外の連絡先を教えないことは、日本の精神科医や臨床心理士、公認心理師には当たり前のことなのだろうが、ある種の患者さんにとっては、人間関係の拒絶と受け取られることもあるだろうし、不安の種になりかねない。もちろん、この点については、柔軟な治療者もたくさんいる。患者さん専用に別の携帯電話を契約する人も少なくないだろう。

私はというと、精神療法の患者さんにはメールアドレスは教えることにしている。LINEと違って、既読がわからないし、PCのアドレスであれば、音に悩まされることなく、必要な時に返事をすることができる。何より、患者さんにとっては、いつでも連絡ができるというお守りのような効果もあるようだ。

ルールにこだわって、頑なに連絡先を教えないより、よほどましだと思っている。

それ以上に、私の場合、芸能の世界から紹介していただく患者さんが多いのだが、紹介者から「和田さんの連絡先伝えてもいい？」などと言われてしまうと、紹介していただいた手前断ることができず、プライベートの携帯番号まで知られることも珍しくない。

こういうことをしていると、当初はしつこくメールや電話があっても、きちんと対応しているうちに減ることが多い（相手も忙しいからだろうが）こともわかるし、面接では気づかないその人の強迫性が読めることもある。

面倒くさいし、お金にもならない（紹介していただいた方の手前、電話再診料が取れない）のだが、その方が落ち着くのが早いし、一応、コフート学派を自認しているので、心理的依存を許容するのもいいかと腹を決めている（Kohut, 1984）。

Ⅲ　精神療法のルールは使えない

私は、これまで系統的なセミナーやスーパーヴィジョン（集団のものを含む）などの形で精神分析と森田療法を学び、独学で認知療法とアドラー学派の治療を学んできた。

なので認知療法やアドラー学派については、実地での臨床家がどうやっているのかはわからないが、アメリカの精神分析医や森田療法家のルールセッティングについてはある程度経験していると思う。

私が尊敬する人、臨床がうまいと思う人ほど、この手のルールセッティングには柔軟に対応しているというのが結論だ。

森田療法では日記治療というものがあるが、それをメールを使って進めている方もいる。そういう人は、もちろん、個人のアドレスなのか、転送される特別のアドレスなのかはわからないが、メールアドレスを教えていることは確かだろう。

携帯番号を教えるにしても、患者用のものについては、夜中は切っておくという人もいた。上手に使えば、それほど自分の時間を奪われたり、生活を邪魔されない形で連絡先を教えることができる気がする。

私が若い頃、まだ携帯電話がなかった時代、いわゆる精神分析家や精神療法家でない、一般の精神科医の町医者の先生でも、こんな職業なんだからと自宅兼医院の電話番号を当たり前のように教えていた精神科医が少なくなかった記憶がある。

もともとアメリカでは、精神分析の影響が強く、精神分析的でない外来治療でも一枠四五分というのが当たり前であったし、治療のルールや構造にうるさいところはあった。

それに対して、日本で治療構造がうるさく言われだしたのは、カーンバーグの理論やボーダーライン（こういう人に治療の構造を崩してしまうと、かなり厄介なことになる）問題が論じられるようになった八〇年代のことと私は実感している（岩崎・他、一九九〇）。

そういう点で、治療が現代化し、国際基準に合わせたものになってきたところもあるので、昔の町の精神科医みたいな人は減ってきたのかもしれない。ビル診療所が当たり前になってくるとなおのことだ。

そうは言っても、今でも日本では、アメリカと比べるとずっとカジュアルなままである気がする。

アメリカの場合、精神分析や精神療法のルールが昔より緩くなっているのは確かだが、「社会のルール」が厳しいからだ。

予約時間が厳格に適応され、その時間に遅れればその分治療時間が削られ、さらに支払額についてもよほどのことがない限り、まけてくれない。

それに比べて日本ではまだまだラフなところがある。

前回も話題にしたが、日本の場合、五分や一〇分の治療時間しかとらない代わりに、何十年も通い続けるという長い付き合いのことが多い。

自然に人間関係のようなものができてきて、構造がルーズなものになることも珍しくないのだろう。

おそらく、医者や治療者の側で、一律ではなく、患者ごとにルールを変えるということが当たり前に行われている気がする。

ある患者さんには、携帯番号を教え、別の患者さんにはメールアドレスを教え、特定の患者さんには一切教えないとか。時間に遅れてきた患者さんには、その分面接時間を減らす人と、そのまま同じ時間診てあげる人がいるといったこともあるだろう。精神療法のルールはけっして一律のものでないのだろう。

Ⅳ　結果から精神療法のルールを考える

本書の趣旨はプラグマティックな精神療法である。

言い方に気を付ける必要はあるが、要するに結果が良ければいい治療であるし、悪ければ変えていかなければならないということでもある。

これはルールセッティングについても当てはまることだろう。

厳格なルールに従わせたほうが良くなる（もちろん、社会適応が良くなっても、主観的には良くなっていないかもしれないが）のなら、厳格なルールを当てはめればいいだろうし、それを緩めてたとえばメールアドレスを教えてあげれば安心感を与えたり、治療関係がうまくいくのであれば、ルールにこだわる必要はないはずだ。

要するに患者全員に同じルールを用いる必要はないということだ。

もちろん、治療者のパーソナリティによって、厳しい方がうまくいったり、緩い方がうまくいったりする場合もあるだろう。

むしろ、患者と治療者の関係性によってどのルールがうまくいくかも変わってくるように思う。またルールというものがずっと一定であるものでもない。治療を始める前からルールを決める必要はないし、途中で変えていけない理由もない。

もちろん、いったん連絡先を教えてしまって、患者さんを退行させてしまうと逆戻りができないので、メールアドレスだけにしておくとか、患者用で夜中は切ることができるような携帯番号にしておくくらいの治療者側の用心は必要かもしれない。

一時期、アメリカの精神分析のトレンドとなっていた“two-person psychology”（Modell, 1984）の考え方では、患者の心なるものは存在せず、患者と治療者の心は対になっているので、患者ごとに治療者の対応が変わるのはむしろ当然と考えられていた。

私もその考え方が常に治療のベースにある。

もう一つ加えておきたいのは、本書のテーマであるプラグマティズムだ。

理論上は問題があっても、結果がよければ良いという考え方である。

厳格なバウンダリーで対応した方がよくなるなら、それは古い考え方ではなく、その患者さんにはそれが合っているということだ。

逆に枠を崩し、かなり患者の依存を許した方が、患者の安心感によって良くなることもある。それはそれで批判されようが悪いこととは思えない。

私の老年精神医学の師匠の竹中星郎先生（二〇一九）から学んだ大きな教訓がある。

それは、せん妄や寂しさからナースコールを頻繁に押す患者さんへは、しばらく徹底的に付き合いなさいと看護スタッフに教えられていたことだ。

この手の問題患者は、せいぜい二～三人だ。何日間か徹底的に付き合えば、患者さんもだんだん不安が取れて、落ち着いてくる。

その頃には、また新たな患者さんが問題患者になるのだが、前の人たちが落ち着いているのでやはり病棟全体での問題患者は二～三人までにとどまる。つまり、徹底的に付き合っても対応できるのである。

ところが、ここでこのような「甘え」を許していると余計依存的になるとか、そこまでかまっていられないと言って、いい加減な対応をすると、問題患者の数が減らずに、だんだん増えていく。そうなると同じく労力もだんだん増えていく。

これに納得し、私がアドバイザーをしている老人ホームなどのカンファレンスでも同じようにしていたら、確かに落ち着く患者さんが多く、スタッフの疲弊が減り、その結果、介護のいいホームということになった。

私の精神分析の師匠である土居健郎先生が甘えの許容を認める人だったこともあるのだろうが、ルールを緩めるという甘えの許容は意外に有効な印象を私は持っている。

しかし、それとても「ケースバイケース」と私は考えている。

患者さんのパーソナリティにもよるだろうし，治療者との相性にもよるだろう。要するにルールについては，治療者がフレキシブルになることが肝要のように思える。いい加減な結論と思われるかもしれないが，精神療法のルールは，治療者個々に違う自分のルールであるし，患者さんとの心理的なペアリングによっても，時間経過によっても違うのだろう。

一つだけ言わせてもらうと，治療者の強迫によって，フレキシブルになれないことは通常良い結果にならないというのが筆者の結論である。

第十二章

精神療法ってなんだろう?

本章では、医者になってボチボチ四〇年になるので、改めて精神療法とは何かを自分のためにも考えてみたい。

私が精神科医になりたての頃、通称、東大の「赤レンガ病棟」というところで研修することになった。

当時の大学が出席を取らなかったのをいいことに、本郷の四年間（教養課程修了後、医学部のある本郷キャンパス）では、おそらく四回くらいしか講義に出なかった。それでもクラスメイトの試験対策プリントを頼りに進級できていたのだが、医学部に入ってからの事情がさっぱりわからない。

そんな状況でも、精神科に進みたいと思っていたので、東大の精神科が外来と病棟（赤レンガ病棟）に分かれていることは聞いていた。もともとは政治闘争で分かれたのだが、思想的な対立もあり、外来は生物学的精神医学、病棟は人間学的精神医学ということになっていた。

人間学的精神医学という言葉は死語になった気がするが、要するに心の病を脳の伝達物質の病気とみるより、ある種の精神病理の結果とみて、治療もカウンセリングや体験によって行うという意味で理解していた。

当時の精神病理学が、哲学的で難解であったので興味は持てなかったが、精神療法には、一応、関心を持っていたし、また精神薬理をはじめとする、生物学的精神医学にもまったく興味がなかったので、赤レンガ病棟に進むことになった。

しかし、そこが予想外に政治的な組織だったので、当時の私は、まともな精神療法を学べたとは思えなかった。

これまで述べてきたように、その後、精神分析学、特に自己心理学と、森田療法に出会うわけだが、いままで精神療法とは何か？ をきちんと考える機会があまりなかった。

それを考えてみようという本章の試みである。

I　精神療法の定義

精神療法とは、どう定義されるのか？

日本精神神経学会の精神療法の定義を知るために『精神神経学用語集 改訂六版』を見て

みると、日本語の統一訳がでているだけで用語の定義はなかった（日本精神神経学会・精神科用語検討委員会編、二〇〇八）。

アメリカ精神分析学会の『精神分析事典』では、psychotherapy の定義として、「心理的な治療という意味。専門的な訓練を受けた治療者が行うあらゆる方法を心理療法と呼ぶ」としている（Moore & Fine, 1990）。

かなり幅広い概念だが、「専門的な訓練を受けた」人が行うことを重視しているように思われる。

同様に、弘文堂の『現代精神医学事典』では「精神医学や臨床心理学などの専門的な訓練を受けた治療者によって行われる心理的治療の全体を示す言葉」と記載されている（加藤・他、二〇一一）。

この項目において、故小此木啓吾先生が挙げた、どの精神療法にも共通して存在する基本的要素が紹介されている。

① 治療目標（目標とする治療的変化）

② 治療機序（目標を遂げるために必要な心理的変化）
③ 治療過程（治療機序を実現する過程）
④ 治療手段（治療機序を生じさせる手段）
⑤ 治療技法（治療者の側の手続きや手段）
⑥ 治療構造

逆に言うと、目標や機序、過程、手段、技法、構造などが揃っていない、あるいは治療者がそれを意識しないで行っているものは精神療法ではないということになる。たとえば、精神科医が行う雑談は、それが治療的なものであっても、精神療法ではないことになる。

日本版の『精神分析事典』では、「心についての心理的治療の全体を示す言葉」という定義の後、精神分析の世界では、精神分析的精神療法を示すことが多いと付記されている（小此木、二〇〇二）。

この精神分析的精神療法とは、国際精神分析学会の精神分析の基準を満たさないが精神分析の理論と技法を用いて行う精神療法のことだが、何回か触れたように、少なくともアメリカでは、これが形骸化しているようだ。

『心理臨床大事典』（氏原・他、一九九二）では、「心理療法総論」という項目があり、心理療法（精神療法）についての概括的な説明がなされているが、当たり前すぎると考えられているのか明確な定義はなされていない。

Wikipedia では Cambridge Dictionary とイギリスの国営の国民保険サービスのニュースレターを引用して、「物理的また化学的手段に拠らず、教示、対話、訓練を通して認知、情緒、行動などに変容をもたらすことで、精神障害や心身症の治療、心理的な問題、不適応な行動などの解決に寄与し、人々の精神的健康の回復、保持、増進を図ろうとする理論と技法の体系のことである」とされている（Wikipedia, n.d.）。

自分自身の知識の整理のために、あれこれ定義をあたってみたが、筆者が漠然としてつかめたことは、ある種の理論と技法を用いて、心理変容を通じて、患者（クライアント）の抱える問題を解決することというのが、共通点のように思える。

ここで「専門的な訓練」を受けたかどうかは Wikipedia の定義では問われていない。ただ、理論と技法を用いる以上、ある程度の専門的知識は必要となる。

確かに独学でも、知識も豊富でセンスがよく、実際に患者さんを治す治療者は多々いる。また、生物学的精神医学が全盛で、大学ではろくに精神療法のトレーニングを受けていないのに、派遣先の病院や開業を通じて経験を積み、驚くべきほど、見事な精神療法を行う医師も何人か知っている。

やはり本質的な目標は心理変容であり、患者さん自身が「良くなった（これはもちろんいろいろな意味がある）」「楽になった」と主観的に感じられることであろう。技法や理論は、そのための手段であって目的ではないというのが私の信念だ。

Ⅱ　体験か　認知か

さて、私が留学していた九一年から九四年の間は、精神分析学において欲動モデルと関係性モデルという二つのモデルで人間の心がどう形成され、どう動かされるのかについて、激しい理論上の対立があった（Greenberg & Mitchell, 1983）。

欲動モデルの考え方では、人間というのは性欲であれ、攻撃性であれ、本能欲動によって動かされるものと考える。フロイトに端を発したこのモデルでは、自我という心のコントロールセンターの機能を高めることによって、特に無意識レベルの欲動を制御することが治療の目標となる。

このモデルを精緻化し、ボーダーライン・レベルの自我水準の患者にも応用できるようにしたのが、カーンバーグである。自我の機能を高めるために治療の構造化を行うわけだが、治療の主体は治療者による「解釈」ということになる。解釈を通じて、自己理解、特に自分では意識できていない無意識の力への理解が深まり、自我の機能が高まるというフォーミュレーションである。

一方の関係性モデルにおいては、人間というのは欲動で動かされるものでなく、関係性を求めて動く生き物なのだということになる。この場合、セックスは人間の本能の目的ではなく、関係性を築くための手段ということになる。確かにセックスが終われば、その異性に興味がなくなり、次の獲物を狙うような人もいなくはないが、それを通じて余計に仲良くなるというのは一般に見られることだ。治療においても、解釈よりも治療者と患者の関係性を通じて、患者に心理変容を起こすと考えられる。

古典的な精神分析においては、禁欲原則なるものがあり、治療者は患者に感情を持ってはいけないことになっているが、積極的に患者に共感してあげたり、愛情（といっても母親的なものだが）を示すことが治療的になることもある。

解釈の役割は、患者の自我機能を高めるためのものというより、治療者に「わかってもらえた」体験をするためのものということになる。

私の見るところ、現代精神分析においてはコフートに代表される後者の関係性モデルが優勢のようだが、一般の精神療法においても、この理論上の対立があるように思えてならない。

それは認知を変えることで心理変容を起こすのか、精神療法という体験を通じて、あるいは行動を変えてみるという体験を通じて心理変容を起こすのかというものである。

前者の代表的なものが認知療法だろう。後者の代表的なものはコフート学派を中心とした現代精神分析学だろう。あるいは、狭義の行動療法も患者の「学習」を通じて治療するという意味で後者の代表的なものと言えるだろう。

実際には、多くの精神療法は、その両方を用いると言っていい。

たとえば対人関係療法というのは、対人関係についての自己理解を深めると同時に、それを変えていくことで何を体験するのかが重要な心理変容のファクターになる。森田療法の場合、頭で考えるより行動し、体験することを重視するが、それによって体得した自己理解が重要な治療動因となると考えられる。認知行動療法についても、行動を変えてみた体験による認知の変化が重視される。

実際、認知を変えることによる治療と考えられる認知療法にしても、実際の臨床家による と治療者とのラポールが成立していない間は認知の変容がなかなか起きないとされる。やはり治療体験による認知の変化という側面も大きいのだろう。

また、実際に認知を変えてみて、それによって楽になった体験をしないことには、それが長続きしないはずだ。

現代精神分析にしても、関係性による治療を行い、それによって患者の主観的体験が変わってきた際に、それを治療者が解釈することで、その体験の変化が固まっていく。

認知か体験かというのも、おそらくは不毛な議論なのだろう。認知が変われば主観的な体験が変わるのは当然のことであるし、逆も可のはずだ。

Ⅲ　再びプラグマティック精神療法に

要するに、精神療法の本質を議論したところで、本当のことは誰にもわからない。

たとえば、認知療法を一生懸命やってきて、「だいぶ『かくあるべし思考』や『二分割思考』から脱却できましたね」という話になった際に、「なかなか先生のおっしゃることは理解できなかったのですが、先生のずぼらな姿を見ているうちに、こんなんでもやっていけるんだという気になってきました。失礼な言い方ですが、本当に先生のおかげです」という話があるかもしれない。

こういう場合、治療者は自分の説明による認知の変容で患者がよくなったと信じているわけだが、患者のほうは治療者との体験で楽になったと考えているわけだ。

どちらが正しくて、どちらが間違っているというのでなく、本当のところはわからないということだろう。

私がプラグマティック精神療法というものを強調するのも、人間の心などというものは一人ひとり違うし、長い人生体験を経てきた結果生じたものなので、簡単に定式化できないし、簡単にわかるものではない。けれども、体験によって変わることはあるし、特に患者さんが主観的に良くなったと感じることはある。だから理論的には理解できなくても、結果が良いことは十分にあり得る。そういう意味で理論や技法に縛られるより結果を重視するというのが、私の主張するプラグマティック精神療法の基本的な考え方である。

もちろん治療の再現性を高めるために、理論を勉強して、自分の治療が正しかったことを確認したり、反省点を見つけたりするのは良い。あるいは、第一章で問題にしたように、ある技法で患者さんの主観的な体験があまり変わらなかったときに、別の技法を試せるように技法を勉強するのも良いことだろう。

しかし、これも結果をより良いものにするための手段であって、技法や理論を学び、それを深めていくことが目的ではない。技法や理論に縛られるのでなく、結果が良くなければ、自分のこれまで学んできたものと違っても、あれこれ試してみるべきだと言いたいのだ。

患者さんに「やってみなければわからない」とその方の決めつけを否定するのであれば、自分の方が「やってみなければわからない」という発想を持っていなければ、まさに患者さんに見透かされて認知の歪みを改善していくことが困難になるだろう。

精神療法家と称する人の中には、名人芸のような人もいるし、天性の勘のようなもので治療を行う人もいる。何で治るのかはわからないが、悔しいけれど、逆立ちしても治療の結果では勝てないと私も感じる人が何人かいる。

そういう人は概して理論化が上手でなく、精神療法は教えられるものではないというような気がする（実は教えるのも上手かもしれないが）。

私は子どもの頃から、今でいう自閉症スペクトラム障害の気があって、人の気持ちを読むのが苦手で、対人関係もけっして上手ではなかった。だから、勉強して、精神療法ができるようになるしかないと思うようになった。そのせいで習い事が今でも好きで、六〇歳にもなって森田療法の研修会に通い続け、コロナ騒ぎで中断しているが、三カ月に一度、アメリカにスーパーヴィジョンを受け続けに行っている。

昔はクラインにせよ、留学後のコフートにせよ、その理論や技法を盲信し、古典的な精神分析は古いと批判し続けていたこともある。

少し賢くなった点があるとすれば、今はどの理論や技法が正しくて、どれが間違っているかとは考えず、試す材料なのだろうと思えるようになったことだ。あれがダメでもこれがあると思うことができれば治療者はかなり楽になる。保険診療の日本ではそれが可能というメリットもある。それによって、いい結果が出るまで、患者さんにとって「生き延びた」精神療法家になれるように努めていきたい。

ただ、「いい結果」といっても、これも価値判断である。社会復帰や不登校の解消のように目に見えるものもあるが、やはり重要なのは、患者さんの主観だろう。

私の受験勉強法の本の読者や通信教育の元生徒が「先生のおかげで」とけっこうな歳になって言ってくれると素直に嬉しい。

それと同じように「先生のおかげで」と言われるような精神療法家になりたいと、今は思い続けている。

Ⅳ　最後に

精神科の医師も長い間やっているうちに、なんとなくできてしまう（もちろん、結果が思わしくないこともあるが、大失敗はあまりしなくなった）ので、理論は勉強しても、精神療法そのものの在り方についてあまり深く考えることはなくなった。

本書で論じたことは現時点での自分なりの結論ではある。多くの反論はあるだろう。私自身はそれに耳を傾けないつもりはないが，一応，自分なりに信じるところでもある。

ただ，もう一つ言っておきたいのは，おそらくこれが最終形ではないということだ。まだまだ，経験を積んだり患者さんを診ていくうちに，考えが変わることはあるように思えてならない。

本書の中でも書いてきたことだが，これまでも自分の考えは変わってきた。

コフートの信者のような時期もあったし，治療構造を重視する考えが好きになれず，むしろそれを壊した方が，患者との距離が縮まると信じていたときもある。

おそらくいちばん自分を変えてくれたのは，森田療法との出会いだろう。

治療者のほうが理論や信念に縛られ，強迫的になっていたのでは，患者さんの強迫（日本人はつくづく強迫的だと思う）を崩すことはできない（これも思い込みかもしれないが）。少なくとも下手に結論を出すより，一生「患者さんの心というのはつくづくわからないものだ」と言えるような接し方を患者さんにはしていきたい。

読者の方々もそう堅苦しくならず，私が書いたことの中でこれは使えると思ったところだけでも使っていただければ、筆者としては幸甚この上ない。

第十二章

自己開示について

プラグマティックな精神療法において、多くの精神科医や心理職の人が悩むものの一つに自己開示の問題がある。

患者さんに自分のことを聞かれたとき、どこまで答えていいのか？　あるいは、精神療法のルールとして原則的に答えるべきでないのか？

私も長らく、精神分析の業界に身を置いていたので、ここ三〇年のポストモダンと言われる精神分析の世界では、自己開示はもっとも重要なテーマの一つとして議論されてきたのは痛感している。

本章は自己開示について私の考えるところを述べたいと思う。

I　精神分析における自己開示

精神療法の中で、とりわけ精神分析の世界では、自己開示がタブーとされてきた。

フロイトは、精神分析の重要なルールとして「禁欲原則」（フロイト、小此木訳、一九八三）を訴えたのだが、これは患者と恋愛関係になってはいけないというような「禁欲」ではなく、患者にいかなる感情を持ってはいけないという意味での「禁欲」だった。

つらいことのあった患者に同情したり、患者の立場になって患者の感情を想像して共感したり、あるいは、患者に何かいいことがあって一緒に喜んであげるのも、この禁欲原則に反することだ。

ということで、患者に対して感情を持ってはいけないのだから、患者に対して自分の感情を表出することなどもってのほかというのが、古典的な精神分析の基本的なスタンスだった。

その後、フェレンツィやウィニコットのような治療者の愛情の治療に対する重要性を説く分析家が現れ、特にフロイトの死後、その台頭が目立った。

治療者の愛情はむしろ表出すべきだというトレンドが生じてきた。

特に、ボーダーラインなどのパーソナリティ障害が精神分析の主たる患者層になってくると親の愛情を受けられなかった患者さんの心理的育て直しが重視されるようになり、さらに患者さんへの治療者の愛情表現が有意義なものと考えられるようになった。

コフート学派が台頭すると、患者への共感が治療上のキーコンセプトとなり、また自己対象という概念では、治療者が患者の心理ニーズを満たし、患者の心理の一部として治療者を体験することの意義が重視された。同時に患者の主観的な体験世界が豊かなものとなるために、治療者がその感情を表し、情緒交流を持つことの有用性が強調される。

このように愛情を含めて、治療者のポジティブな感情の表出という形で、治療者の感情の自己開示は、むしろ望ましいものと考えられるわけだが、怒りなどのネガティブな感情はどうだろう?

ウィニコットにせよ、コフートにせよ、治療者が心理的な母親として体験されるようなモデルで、叱ったり、怒ったりということにはほとんど触れていないし、望ましいものとは考えていなかったようだ。

コフートの鏡自己対象転移というのも、うまくいったとき、望ましいことをしたときに、喜んであげる、ほめてあげるという意味では「鏡」だが、その言動が非難されるべきものであった際に、それがいけないことを伝えたり、叱ったりするという意味で「鏡」が使われることはないと言っていい。

コフートまでの精神分析理論をモダン、それ以降のストロロウやオグデン、ホフマンなどの精神分析家をポストモダンとしてその理論体系をまとめたジュディス・タイコルツは、ポストモダンでは、精神分析家は責任ある親友のようなものだと論じている（Teicholz, 1999）。

この場合、患者が治療者に対して不快な言葉を浴びせた場などで、

「ちょっと、あなたの言葉を不快に感じました。おそらく一般の人も不快に感じたり、腹を立てたりすると思います。それは損だと思うので、なるべくこういう言い方はしない方がいいと思いますよ」

というふうに、自分の感情を自己開示することで患者のメリットを考えた反応をしようということになる。

ウィニコットやコフートが患者の心理的な母親を担おうという母親モデルと言えるなら、ポストモダンでは、心理的な親友になろうという親友モデルと言えるかもしれない。

親友であるなら、必要な範囲で治療者の側も隠し事をしないということになるのだろう。

以前、精神分析のルールはなく、あるのは社会のルールであるというストロロウの考え方を紹介したが、禁欲原則にしてもカウチを使うことにしても社会のルールでないものは精神分析において必要のないものという考えに基づけば、自己開示の禁止というものも社会のルールでないから必要のないものということになる。

ただし、たとえば女性に年齢を聞いてはいけないとか、かなり親しい間でも年収を聞かないなどと言うように、社会通念上開示しないものについては、開示しなくてもいいと言えるかもしれない。

このように精神分析が、解釈によって自我の力を高めるというモデルから、心の交流によって患者の心を健全なものにしていったり、心の成長を促すというモデルに変遷する中で、少なくとも自己開示の禁止は、前時代的なものになりつつあるし、心の交流を妨げるものと見なされつつあるようだ。

Ⅱ　精神療法における自己開示の意義

確かに、ある程度の自己開示は治療者と患者の距離を縮めることが多く、逆にそれをしないことは心理的な距離を引き離すことは珍しくない。

たとえば、認知療法で、相手の認知の歪みを指摘する際に、自分の体験を交えた形でたとえ話ができれば、親近感も説得力も増す。

外来森田療法でも、かくあるべし思考に陥っている患者さんに対しても、自分の体験を語りながら、「それじゃ、疲れるでしょ」という言い方をすると、患者さんの腑に落ちることも多いだろう。

実際、治療者が理論やルールに強迫的になっていると、患者さんの強迫は崩れにくい。自分が適度な「適当さ」「いい加減（加減がよいという意味で）さ」を持っている方が、患者さんも「適当さ」や「いい加減さ」を持ってくれる。

まじめで強迫的な患者さんが多い日本では、このような治療者の「ゆるさ」が治療的であるように思えてならない。

また、森田療法においては、不自然さを廃し、自然に生きることが重視され、あるがままの欲望に素直に従う方向性に治療者が導くというのが基本的なスタンスである。

治療者が頑なに自分のプライベートや本音を表に出さないこと自体が「不自然」だろうし、少なくとも「自然な」範囲の自己開示はむしろ必須と言えるかもしれない。

私が尊敬する森田療法の臨床の達人、立松一徳先生が、患者さんと冗談を言って笑いあえるようになれば、治療はうまくいっているという話をされたことがある。

これは至言だ。

強迫的な患者さんがふと笑った際に、その強迫が緩む。理屈で「かくあるべしはダメ」と言われて、今度はそれに強迫になってしまって、「これもかくあるべしですよね」とまじめに自分の言動を反省しているうちは、なかなか精神状態が改善しないのだが、「またやっちゃった」とか、「ま、いいですよね」と笑って言えるようになれば、かなり強迫に振り回されなくなっているといっていいだろう。

おそらくは、認知療法でも不適応思考がいけないと強迫的になっているうちは、やはり思考の癖は取れないのだろうが、自分の思考パターンを笑えるようになれば、思考の不適応度がかなりよくなってきたと見ていいはずだ。

この際に、治療者の側もある程度、自分の個人情報や、自分の本音に近い感情を出していかないと、この手の笑いにつながっていかないというのが、私の経験的な結論である。ある程度の自己開示が、患者の構えを柔らかいものにするのは確かなようだ。

さて、本章で紹介したコフートは、相手によって自分の心理ニーズが満たされ、相手が治療者を心理的に自分の一部のように感じる体験を自己対象転移と呼んだ。

この自己対象転移の中で、当初、コフートは相手がほめられたいところをほめてもらったり、相手の変化に気づいてもらえたりする鏡自己対象転移と、相手が治療者を理想化して、その理想化対象から力の感覚や安心感を得る理想化自己対象転移を重視していた。ところが晩年になって、コフートは治療者のことを同じ人間なのだと感じられる双子自己対象転移の重要性を強調した（コフート、本城・笠原訳、一九九五）。

治療者を別世界の人間として体験している際には、なかなかラポールも形成されにくいし、治療も進展しないものだが、たとえば、治療者の側で患者を良くしてあげられない苦悩を打ち明けたり、患者が強すぎる性欲とか出世欲に悩んでいるとき、治療者も実はそういう時期があったなどと打ち明けることで、患者が「先生もですか？」という体験をする。この体験を通じて、患者と治療者の心理的距離がぐっと縮まる。

これにしても、治療者がある程度、ありのままの自分を見せないことには、患者が、「先生も同じ人間なんだ」とは感じてくれないだろう。

本邦における現代精神分析研究の第一人者の岡野憲一郎は、精神分析過程において、「自分を用いる」という態度を重視し、その文脈の中で自己開示の意義を考察している（岡野、一九九九)。

岡野に言わせると、この「自分を用いる」という姿勢は、現代精神分析のフラッシュ・ワードというべき、間主観性の概念と一致している。

治療場面というのは、患者と治療者の主観の融合ということであるから、患者だけでなく、治療者も自らの主観を表出しなければ、このような体験世界は生じないということである。

このように現代精神分析においても、自己開示の意義が重要視されていることは間違いない。

患者の認知を変えようとする認知療法でも、これまでのかくあるべしの生き方と違う「あるがまま」の生き方を体得させるような森田療法でも、自己開示が治療的であるとしたら、治療者との心的交流や人間関係で治療をしようとする現代精神分析では、なおのこと自分を見せることが必要になると言っていいのだろう。

ということで、原則的に治療場面において、不必要に自分を隠すことは、患者さんとの心理的距離を遠ざけてしまうというのが、筆者の考え方であるし、それが精神療法のトレンドと言っていいのだが、すべきでない自己開示やまずい自己開示というものもあるのは確かだ。

精神分析の世界では、自己開示をすることで患者さんが治療者について自由に持ち得るファンタジーが制限されるというのが、自己開示を望ましいものとしない大きな理由だった。

プラグマティックな精神療法という観点では、治療者が自己開示をすることで結果が良ければそれで良いということになる。逆に結果が悪ければ、まずい自己開示ということになる。

患者さんのファンタジーが制限されることで、むしろ余計な想像をしないことが、治療上うまく働くことになるなら、自己開示をした意味があることになるし、そのような想像を膨らませることで、満足感や幸福感が高まるのなら、自己開示をしない方が良いということになるのだろう。

Ⅲ　いい自己開示とまずい自己開示

一般的には治療者が余計な隠し事をしない方が心理的な距離は縮まるのだろうが、心理的な距離が縮まることで、非現実的な恋愛感情が高まったり、無理な要求をするようになるとすれば、やはり逆に患者さんの適応水準が落ちることになりかねない。

治療者の自己開示によって、治療者と患者さんが同じ人間なのだと感じてもらえるといいが、逆に学歴や収入などが違い過ぎて、別世界の人間なのだと思われることもある。もちろん、それによって患者が治療者を理想化することで、かえって頼りになる治療者と思われることもある。

治療者に子どもがいること、配偶者がいることを知らせることで、余計な恋愛転移を防ぐ効果がある一方で、逆に自分は不幸せだとか、落伍者だと思わせてしまうこともある。

ここで何よりも気をつけないといけないことは、治療者の自己開示で患者を傷つけてしまうことだろう。

さまざまなトラウマや虐待的な養育環境のために、通常以上に傷つきやすい患者さんは精神科臨床では珍しくない。

特に薬物治療より精神療法を求めるケースではそういう可能性がさらに高くなる。

前述のように自分に幸せな家庭があることを知らせたり、逆に実は離婚をしていることを知らせたりすることが、ある種の患者さんを傷つけることは十分にあり得る話である。

その自己開示が、患者さんにとって有益であったり、ラポールを築くのに役立つものなのか、患者さんを傷つけたり、逆に心理的距離を引き離すものなのかを考えることこそが精神療法家にとって重要な課題と言えるだろう。

一回のセッションに長い時間が取れる代わりに、お金の問題もあってなるべく短期間の精神療法が当たり前のアメリカなどと違って、日本の場合は、それほど長い時間のセッションができない代わりに、長い付き合いになるという精神科臨床の特徴もある。

臨床心理士が行うカウンセリングなどにおいても、十分な料金が要求できない代わりに、長い付き合いになるケースが多いようだ。

その場合、自己開示において、焦らない姿勢が重要のように思われる。

相手のことがわかってくると、自己開示をしたほうが治療的だったり、治療上有用な形で心理的距離を近づけることができるのかがある程度は読めてくる。あるいは、逆に、これを言ったら、かえって患者さんを傷つけてしまったり、せっかく良い関係になっているのに患者さんを引き離すことになってしまうだろうと予想もつくようになるだろう。

そういう点では、早くラポールを築きたいと思って、積極的に自己開示を行うことは避け、ある程度、患者さんのことがわかってきてからの自己開示の方がリスクは少ないと私は信じている。

ただ、自己開示の問題で厄介な点は、多くの場合、患者さんからの質問に答える形でなされることだ。

「先生は結婚なさっているんですか？」
「先生はどこの大学を出ておられるのですか？」
「先生は、今の人生を楽しいと思われているのですか？」

ほかにもいろいろあるだろうが、こういう質問に答えないことは拒絶に受け取られることは珍しくない。

さらにこちらが答えなくても、インターネットで調べることも可能な世の中になってきた。

患者さんの質問に「どうしてそういうことを聞く気になられたのでしょう？」と患者の心理を聞くのがセオリーになっているようだが、これにしても拒絶と受け取られる危険に大きな差があるわけではない。

さすがに大丈夫だろうとか、どうせネットで調べがつくことなどには答えるとして、答えることが相手を傷つけたり、引き離したりするリスクに自信が持てない場合には、そのことを正直に伝えるしかないと私は考えている。

「まだ、あなたの治療を始めて十分な時間が取れていないので、まだあなたのことがつかめていないのです。精神科の治療を長年やっていると、答えてしまってかえって具合が悪くなる人も何人か見ているので、答えていいかどうかに自信が持てるまで、ちょっと待ってもらっていいですか？　本当にヘボな医者で申し訳ありません」

これでうまくいくかはわからないが、誠意を見せるに越したことはない。

相手のことを考えての自己開示というスタンスを大事にしたいというのが私の結論である。

第十四章

愛と精神療法

精神療法について結果を重視すべきという趣旨で、プラグマティック精神療法を提唱してきたわけだが、本章では治療者が患者に注ぐ愛情という問題を考えてみたい。

認知療法や行動療法が全盛の今、患者さんの認知を変えていくというアプローチが精神療法の基本となりつつあるが、多くの精神療法家の方は、話がそう簡単なものではないと感じておられるのではないだろうか?

ラポールが確立するにも、患者さんとの感情交流が必要だし、相性のいい患者さんとそうでない患者さんがいることは臨床家なら誰でも経験しているはずだ。また、一所懸命になった患者さんの方が良くなりやすい（たまにそうでないことがあることも事実だが）というのは、多くの臨床家の実感だろう。

プラグマティックな精神療法と愛の関連について私なりに考察してみたい。

I　精神分析における愛のあつかい

前章でも話題にしたように、フロイトは、精神分析の重要なルールとして「禁欲原則」（フロイト、小此木訳、一九八三）を訴えたが、これは前にも触れたように性的な意味の「禁欲」ではなく、患者にいかなる感情も持ってはいけないという意味での「禁欲」だった。

要するに、患者に対するネガティブな感情だけでなく、愛情も持ってはいけないし、それはある種の逆転移なのだと断罪された。

これにフロイトの生前から公然と反旗を翻したのが、シャーンドル・フェレンツィである。彼は、患者に陽性転移が起きやすいようにわざと欲求不満状態においたり、治療者の側も積極的に患者とかかわる積極療法を打ち出し、一日に何回もセッションを行ったり、患者とハグやキスまでしたという。

これに対して、フロイトは激しく非難し、フェレンツィの死の直前に二人は訣別する。

この技法がどのくらいうまくいったかは議論があるが、フェレンツィが臨床の達人であり、仲間内では、馬の神経症をも治すとまで言われていたのは確かなようだ。これをフロイトも認めていたようで、後に国際精神分析学会会長になり、有名なフロイトの伝記（『フロイトの生涯』）を書いたアーネスト・ジョーンズや、当初は、その性格分析論が認められフロイトが最もかわいがっていたとされるウィリアム・ライヒなどの高弟にフロイト自らがフェレンツィの分析を受けることを勧めている。

また、フェレンツィ自身はフロイトの死を前に早逝したが、彼の直接の弟子であるメラニー・クライン、マイケル・バリント、その影響を強く受けたドナルド・ウィニコットらが、ロンドンの精神分析学界では主流派を形成する（ただし、クライン学派とバリントやウィニコットの独立学派は別の学派の扱いとなるが、フロイトの娘、アンナ・フロイトのフロイト学派より明らかに優勢だった）。

今でも、患者に優しさや愛をもって接する態度は「フェレンツィ的」と言われ、また現代精神分析でもフェレンツィの再評価の声は高い。

これを見ても、フロイトの死後あたりから精神分析における愛情の治療効果が重視されるようになるのだが、さらにいくつかの追い風が起こる。

一つは、患者層の変化だ。

五〇年代から六〇年代にかけて、不安やうつ病に比較的よく効く、精神安定剤や抗うつ剤が開発されて、これまでの精神分析の対象だった「軽い患者」の多くは、はるかに安価で、はるかに手間がかからない薬物治療に流れていった。

そしてボーダーラインや自己愛性などのパーソナリティ障害の治療が、精神分析の主な客層になってくると、技法の修正が余儀なくされる。

カーンバーグのような治療の構造化が、日本には盛んに紹介されたが、私が留学中からずっと耳にし続けてきたのは、彼らが、養育者の愛情をきちんと受けられなかったから、このような病理に陥ったというモデルだ。

この場合、受けられなかった愛情を与えていくことが治療の重要な柱となる。

もう一つは、患者の無意識を扱うのが精神分析の基本理念だったのが、一九七〇年代にあるのかないのかわからない無意識の力動に力を置くことへの批判が起こり、またコフートのように意識していないことはわからないと断言する（コフート、本城・笠原訳、一九九五）学者も現れるように、患者の意識レベルの主観的体験を重視しようという理論が優勢になってきたことである。

コフートが共感を重視したように、主観的な体験世界での、「わかってもらえる」体験、「ほめてもらえる」「愛されている」体験が治療的という考えは、自己心理学でなくても有力な理論となっている。

愛とか、愛情と言っていいのかには議論はあるが、治療者とポジティブな意味で、人間的にかかわってもらえるという体験は、少なくともアメリカ現代精神分析学では、重要な治療動因という共通認識がある。

さらに言うと、認知療法や認知行動療法に押され気味の精神分析のレゾンデートルとして、治療者と患者の感情交流で治療するという考えが高まってきたということもある。国際精神分析学会の会長も歴任したロバート・ワーラースタインは、精神分析の最大公約数を「転移と逆転移の力動にまつわって築き上げられた相互交流のテクニックを用いるもの」としている（Wallerstein, 1992）。

フロイトの時代は、転移と抵抗の探求が精神分析の定義だった（Frued, 1914）。要するに、無意識で起こっている転移や抵抗を通じて患者の無意識の世界を理解していくということだ。

それが無意識の力動そのものに懐疑的になり、また転移というのは無意識の理解のツールなどではなく、転移（現在では患者が治療者に向ける感情全般と考えられることが多い）と逆転移（これも現在では、治療者が患者に向ける感情全般とされる）を通じた感情交流そのものが治療的と考える。

その際に、患者がときに治療者に攻撃的になるのは仕方ないとしても、治療者は患者にネガティブな感情より、ポジティブな感情を持ちましょうというのが、現代のトレンドだ。言い換えれば、認知を変えていくというより、このポジティブな感情交流で患者さんを良くしていこうというのが、精神分析のトレンドと言っていい。

精神分析の世界には転移性治癒という言葉がある。

患者さんが治療者に愛やポジティブな感情を持つと、症状が改善するというものだ。

オーセンティックな精神分析理論では、陽性感情だけでなく陰性感情も表せないといけないし、そもそも転移感情というのは別の人（通常は親）に向けた感情が再現しただけなので、本当の感情ではないと考えられ、見せかけの治療と考えられてきた。

しかし、コフートに言わせると精神分析治療というのは、いわば自己対象転移性治癒のようなものなのだから、転移性治癒は大いに結構ということになる。

患者さんが治療者にポジティブな感情を持つことを歓迎するのだから、それを起こしやすいように治療者が患者さんにポジティブな感情を持って何が悪いというのが、現代精神分析の基本理念と言えよう。

ただ、本邦における精神分析の中立性研究の第一人者である岡野憲一郎先生は、このポジティブな感情交流を愛情とは違うものと明記し、治療者に釘を刺している（岡野、一九九九）。

愛情で治療するという幻想が患者と治療者の性的関係の一因になっていると警鐘を鳴らし、自分の快不快より患者の快不快を優先させる「愛他性」が治療的なのだと。

確かにこれは重要な警句と言える。

もう一つ、私が考えるモデルでは、いくら愛他的であっても、それを受け入れてくれないことがあるということだ。

患者さんが主観的に、愛されているとか、大事にされていると感じてくれないと、なかなか治療的になってくれないことも付け加えておきたい。

Ⅱ　精神療法における愛の意義

精神分析の話になると、どうも理論的になりすぎるきらいがある。

私が申しあげたいのは、ほかの治療との差別化ということも含めて、精神分析では感情交流を重要な治療動因と考えるようになったという流れがあるということだ。

では、そうでない治療に、愛情なり、愛他性（この二つをごったにすると岡野先生に叱られそうだが）は必要ないのか？

私がコフート学派の精神分析と並行して、この二〇年以上、学び続けている森田療法の中の重要な治療技法に「症状不問」というものがある。

赤面や動悸などで苦しんでいる患者さんに症状のことを聞かないのだから、「冷たい」態度だと思われる方も多いかもしれない。

ここで重要なのは、治療者が患者のことを本心から思っているということが伝わることだろう。

顔が赤いのでなんとかしてほしいという患者さんが、なぜ顔が赤いと困るのかと聞くと、人に嫌われるからだという話になる。

人に好かれたいのですねと聞いても、多くの場合、「こんな顔が赤いままじゃ好かれません」などと答えるだろう。

そういう患者さんに「私は顔が赤いのは治せないと思うけど、あなたが人に好かれる方法は一緒に考えることができると思います」と提案して、それを受け入れてもらうには、「やはり先生は私のためを思って言ってくれているんだ」と感じさせる必要があるのではないだろうか？

そのために症状は不問でも、背景情報を一所懸命聞くようなひたむきさは必要になってくるし、人に好かれないでどのように困っているのかも、あるいは人に好かれなかった生活史もきちんと聞くことで、こちらのひたむきさを伝えることが有効だろう。

おそらく、認知療法でも「また、二分割思考になっちゃってますね」とか、「あなた、これから悪いことしか起こらないようにおっしゃいますけど、ほかの可能性もありませんか？」などと指摘するとき、やはりある程度のラポールが確立していなければ、素直に受け入れてもらえないだろう。

これは、確かに愛情というより、治療者の愛他性の問題なのかもしれない。いずれにせよ、何らかの、広義の「愛」が伝わることが、仮に認知を変えることが日的の治療であっても有効性に影響するのは、経験上、間違いないことだと思う。

もう一つ考えないといけないのは、患者さんの病理水準だ。

これまで愛を受けてきた人の方が愛を受け入れてくれやすい。逆に愛を受けてこなかった人は、こちらが愛情なり、愛他性を示しても素直に受け入れてくれないという問題がある。

ボーダーラインの治療などで愛の重要性が論じられて久しい。

治療者が愛を一所懸命かけても、患者さんのほうは、その愛を疑い、自殺のそぶりなどをして、治療者の愛を試そうとする。

ウィニコットという精神分析家は愛にあふれていた人のようで、その治療を受けたマーガレット・リトルという後に有名な精神分析家になる女性が、どんな治療だったかを克明に記している（リトル、神田橋訳、二〇〇九）。

ウィニコットの大事にしていた花瓶を粉々に壊したりするのに、優しく抱えていこうとするウィニコットの姿に胸を打たれるが、それでも愛情をかけてもかけてもよくならない時期が続いて、やっと少しずつ心が落ち着いてくる。もちろんリトルのように知的レベルの高い人だけではない。結局、愛情をかけることが徒労に終わることも少なくない。

どんな薬でも全員に効くわけではないように、愛情をかけた治療だって全員に有効なわけではない。激しい恋愛転移や見捨てられ不安を起こして、逆に悪くなることもあるだろう。プラグマティックの趣旨からして、愛情をかけた方がかえって悪くなると判断したら（即断はよくないと信じるが）、別の方法を考えて良いだろう。

ただ、このようなケースでも愛情をかけた方が、かけないよりも有効性が上がるはずだと信じる臨床家は私も含めて少なくない。

それと比べると、病態水準が軽い人を扱うことが多い、森田療法や認知療法の方がかえって愛情の効用が高いというのは、パラドキシカルな事実と言える。また激しい副作用のリスクも少ない。

愛情が入りやすいからこそ、愛情が関係ないと思われるような種類の精神療法こそ、愛をこめた方が良いというのが私の信じるところだ。

Ⅲ 「いい先生」の治療

愛情があふれているかどうかはともかくとして、精神療法の業界には「いい先生」と呼ばれる人がいる。

少なくとも、この業界の「いい先生」というのは、いわゆる「腕のいい」先生とはちょっとニュアンスが違うようだ。

愛想がよく、面倒見がよい。いわゆる愛情にあふれた先生というものを指すのではないだろうか？

人柄がいい先生と言い換えることができるかもしれない。

カーンバーグは、コフートとの理論対立を見てもわかるように、患者さんには厳しい解釈をしたし、特に入院中は厳格なルールで縛るような治療を行ったことで知られる。少なくとも彼の著書を見れば、それを感じさせる。

私も一度だけ、留学中に彼の講演や終わった後の懇親会のようなものに参加したが、著書のイメージとまるで違う、笑顔のかわいい（こんなことを言うのも失礼だが）おじいさんという感じの人だった。

同僚の精神科医が、「あの人は、あんな人柄だから、あれだけ厳しい解釈をしても、患者さんがついてくるんだよ」と話してくれたが、その通りだと思った。

実は、留学前に、衣笠隆幸先生のスーパーヴィジョンを受けていたことがある。クライン学派で、イギリスで正式の精神療法家の資格を得たエリートなのだが、スーパーヴィジョンでも、もっとネガティブな攻撃性をきちんと解釈しないといけないと指導を受けるたびに気が重くなった。

当時の私は気が弱かったので、患者さんに言えなかったのだ。

私がコフート学派に転向したのもその影響が大きかったのだが、カーンバーグを見た際に連想したのがこの衣笠先生だった。

いつもにこやかで、人当たりがいい。というか、日本の精神分析の世界で、こんないい人がいるのかというくらい本当に人柄がいい。

いい人から言われるとキツイ解釈でも、自分のことを思って言ってくれているんだと患者さんが受け入れやすいのだろうなと連想した。

私は、あまり人相がいいほうでないし、愛想もいいほうではないが、コフート学派の理論や森田療法の肩の力を抜いた理論を学び、また自分自身が経験を重ね、歳をとるにつれ、多少は柔和な人格に変わってきたようだ。

書くものが攻撃的なこともあって、取材を受ける人や、初診の患者さんなどに、「思ったより、温かい人なのですね」などと言われて面はゆい思いをすることが少なくない。

愛情をささげるとか、愛他的であるということもさることながら、患者さんにとって「いい人」に思われるような治療者になるのは損なことではないようだ。

第十五章

高齢者の精神療法

コロナ騒ぎで多少は減っているものの、高齢化社会という言葉を耳にしない日はないくらいの世の中となった。

ところで、この高齢化社会というのは、国際連合が一九五六年の報告書で人口の七%以上が高齢者（六五歳以上）となった社会のことをそう呼んだことに起因するとされる。

現在の一般的な分類では、高齢化社会というのは高齢者の割合が「人口の七%」を超えた社会を指し、その割合が「人口の一四%」を超えるとこれを高齢社会と呼び、さらに二一%を超えると超高齢社会と呼ぶことになっている。

日本が高齢化社会になったのは一九七〇年、高齢社会になったのは一九九四年、そして超高齢社会になったのは二〇〇七年で、二〇二一年の日本の高齢化率はなんと二九・一%で二八%を超えているのだから超超高齢社会と呼ぶべき状況になっている。

高齢者の方が病医院への受療率が若年層より高いので、一般科では外来患者の五〜六割が高齢者という状況になっているが、精神療法を受ける層についても高齢化が進むのは間違いない。

実は、私は一九八八年の末に浴風会病院という高齢者専門の総合病院に勤務して以来、本業は高齢者を専門とする精神科医ということになっている。

　本章では、私の長年の高齢者とのかかわりの体験から高齢者の精神療法について考えてみたい。

I　高齢者と精神分析

　前にも少し触れたかもしれないが、私はいったん精神科を離れ、大学病院で神経内科と老年科の研修を終え、国立水戸病院で神経内科と救命救急センターに後期レジデントとして勤務した。そして、内科と精神科の両方の経験があるということで浴風会病院で本格的に精神科医としてのスタートを切ることになった。

　それ以来、高齢者の精神科治療がライフワークになったわけだが、一方で、いつかは精神科に戻りたいという思いがあったのと、最初に精神科の研修を受けた赤レンガ病棟が政治運動に明け暮れて、あまり理論的な勉強ができなかったこともあって、国立水戸病院時代から慶応の精神分析セミナーに通うことにした。

ところが、フロイトが精神分析の治療対象を五〇歳までとしたこともあって、長年、精神分析の世界では高齢者を治療対象とはしていなかった。

日本の学会で発表した際も、当時の精神分析の重鎮の先生がフロアから「あなた、高齢者に精神分析治療をしようというの？　バカなことはおやめなさい」と叱責されたことがある。その先生が創設された病院が、現在では高齢者の臨床にも力を入れ、重度認知症患者のデイケア施設も作っておられる（私もこの病院に高齢者の患者さんを何人も紹介したことがあるし、とても評判がいい）ので、隔世の感があるが、私の反骨精神に火をつけたのは確かである。

その後、コフート理論に出会い、高齢者の自己愛を満たしたり、心理的依存を受け入れることの治療価値も知ることになり、それらは臨床的にとても役に立っている。

コフート自身、その遺作の中で、高齢者の自己対象の研究をやり残した仕事と明記している（コフート、本城・笠原訳、一九九五）。

ということで、高齢者には第四の自己対象転移があり得ることをコフートも想定していたようだが、コフートは生前三つの自己対象転移（患者の心理的依存ニーズ）を想定した。

一つは鏡自己対象転移と呼ばれるもので、自分を認めてほしい、ほめてほしいという心理ニーズだ。たとえば、患者さんがふだんよりきちんとした服装をしてきたら、それに気づいてあげて喜んでくれる治療者がいると、この心理ニーズが満たされる。

二つ目は理想化自己対象転移と呼ばれるものだ。患者さんにしてもいつも先生にほめられたい、注目されたいと思っているわけではない。ボロボロに落ち込んでいるときに、「こんなボロボロな状態でよく来たね」とほめられても嬉しくないだろう。

このときの患者さんの心理ニーズは、安心感を与えてほしい、力づけてほしいというものだ。こういう際に患者の神のような理想化対象になってあげて「僕のところにくる患者さんはみんな最終的によくなるから大丈夫」と安心感を与えることができたら、患者さんも楽になるはずだ。

実際、高齢者の場合、自分をほめてくれたり認めてくれたりする対象がいなくなったり、あるいは定年後などにそういった機会を失うことは確かだ。また自分が信頼したり、尊敬したり、頼りにしていた人たちも通常年齢が上だということもあって、先に亡くなることが多いだろう。

だから、医者というだけで理想化してくれたり、あるいは自分が名医にかかっているのだと思えることで力や安心感を得るということは珍しくない。あえて偉い先生を装うことでうまくいくことも多い。

医者に「よくなりましたね」と言ってもらえると、鏡の心理ニーズが満たされて心理的に安定したり、機嫌がよくなったりする。

高齢者にもコフート型の精神分析療法なら有効だという実感を持てるようになったし、プラグマティックな意味で使える治療だと信じるようになった。

Ⅱ 「先生もですか？」の意義

そして、コフートが晩年に提起したのが双子自己対象転移と呼ばれるものだ。

いくらほめてあげてもお世辞と思われたり、力づけてあげても「お医者様には私のことなんかわかるはずない」と拒絶されることがある。

この場合、患者が治療者のことを鏡だと思えなかったり、理想化できないということなのだが、それは患者が治療者を別世界の人間と感じていることを意味するとコフートは考え、三つ目の自己対象転移として双子自己対象転移というものを想定した。

患者が治療者と双子、つまり同じ人間であると思いたい心理ニーズだ。

高齢者に限らず、治療の行き詰まりを感じる場合、患者のこの心理ニーズが満たされていないことが意外に多い。

こっちのちょっとしたミスなどがあったり、雑談の中で「先生もですか？」という患者の一言から、ラポールがついたり、治療の雰囲気が一気に変わることは珍しいことでない。

高齢者の場合、コフートのいうところの「私は人間でなくなった」というような疎外感を抱いていることは、精神科治療を受けに来る人の中では少なくない。

その際に、いくら相手の進歩や変化に注目して、喜びを示しても、「先生のように若くないですから」と受け入れてもらえない。敵対視まではいかなくても、治療者を理想化する代わりに、「上から」の人のように感じることもある。

私にとって忘れられないケースがある。

初診時七一歳の女性。私の勤務する病院に併設された老人ホームの入居者だ。

人が見ているときだけ原因不明の転倒発作が起こるため、ホームの問題患者とされていた。本人の自覚症状としては「頭がぐるぐる回る」という。

約一年前から上記症状出現、神経内科を受診して、ＭＲＩを含めて各種検査を受けるが、異常なしの診断のため、ヒステリー疑いで、私に紹介されたケースである。

当初から患者は、自分は精神科の患者じゃないということで内科疾患を主張していたが、私もヒステリーなら習いたての精神分析が使えるのではないかと思ったので、十分な合意がないまま精神療法を導入した。

もちろん、理想化転移は確立せず、むしろ内科医でないことへの不満を訴え続け、またホームのケースワーカーから、患者の過去の栄光の話を聞き、賞賛するが、反応は認めなかった。

ある日のこと、患者はいつものように、私が患者の苦しみをまったく理解できていない「へっぽこ医者」だと非難した。

この際に、普段と違い、私は本音を漏らした。

「患者を良くできない治療者もつらいものなのですよ」と。

すると、患者が初めて笑顔になった。

それ以降のセッションでは、患者が自分の内的体験（妄想も含めて）を言語化し、過去の成功の話も語り始めた。さらにときに化粧をして治療に現れるなどしてホームのスタッフからほほえましく見られるようになった。

こっちもつらいとか、こっちもダメだという弱音を通じて、患者さんが双子体験をすることはままあるはずだ。

高齢になると一方的に弱者の扱いを受けることが多いようだが、自分たちは同じ人間なのだという心理ニーズは高まるものと思われる。ちなみにこのケースは初診の数年後に患者が肺炎で急死するのだが、剖検の結果、進行性核上性麻痺という認知症性の疾患だった。

認知症であっても同じ人間なのだと思えることで、精神療法がうまくいく場合があるということを知ることができたのは貴重な体験となった。

当時、高齢者の精神療法にきちんとしたガイドラインが出されていないこともあって、ガイドラインとまではいかなくてもヒントにはなるだろうと、この双子転移の話だけでなく、高齢者の精神分析的精神療法についてまとめた論文を書こうと思った。

そんな折、私に認知症を診てほしいということで、ボランティアのような形で東北大学の老年内科に通っていたのだが、それを悪いと思われたのか、その教授がこう言ってくれた。

「実は研究生の扱いにしているので、今年で論文を出せば学位をもらうことができる。うちの大学は落とすことはないから、何でもいいから書いてみたら」と。

元精神科医師連合の闘士なので、学位はもらわないつもりでいたが、心理学の教官になるにも必要という話も聞いていたので、それに従うことにした。実際、東北大学では三年に一度くらいしか博士論文を落とさないらしい。

それなりに自信の論文ができたのだが、主査を老年内科の教授が精神科の佐藤光源先生に指名したのが運のつきだった。

一五年間の東北大学精神科教授在任中、精神療法の論文に一つとして学位を与えなかった佐藤先生は、見事に私の論文を三年に一度、つまり約三六〇分の一の落第論文に選んでくれた。

読む人によって評価が違うかもしれないと思い、自己心理学の国際年鑑（Progress in Self Psychology）に投稿した。自己心理学の年間一五編ほどの優秀論文を載せるものだが、日本人として二人目の（一人目も私なのだが）掲載論文になった（Wada, 2003）。

査読者たちは、双子自己対象転移に着目してくれたことを、一様に評価してくれた。日本の生物学的精神医学の権威に酷評された論文が、自己心理学の第一人者たちに評価されたことは素直に嬉しかった。

それ以降、高齢者の精神療法では、同じ人間なのだと感じてもらえるように心がけている。

Ⅲ　高齢者と森田療法

ただ、本書でも何度か触れたが、精神分析治療より、森田療法の方がよりプラグマティックだと感じるようになり、高齢者にも森田的なアプローチを試み続けている。

確かに、高齢者には心気的な患者さんが多く、症状にばかり、まさに「とらわれ」ているのだが、目を向けさせるべき「仕事」があまりないのが悩みの種ではある。

本来の「生の欲望」を仕事に向けろとか、子育てに向けろとかいうのが難しい。趣味のある人ならいいが、症状を過度に訴えてくるようなケースでは、趣味もないに等しい人が多い。

私が、最近、森田療法的なアプローチとして心がけているのは、変えられること・できることと変えられないこと・できないことの峻別である。

症状を訴える患者さんには「こういうめまいのような症状は歳をとってくるとなかなか良くできないいんですよ。やぶ医者で本当にごめんなさい」とまず素直に謝る。

「ただ、○○さんの場合、幸い認知症もないし、もし本とかお好きなら、この程度のめまいなら読めると思うんですよ」などとできることを探して勧めてみる。

読書は嫌い、カラオケも嫌い、ＤＶＤも借りに行くのは大変と難癖をつけられることは多いが、何回か辛抱強く、できること探しに付き合っていくと多少は変化が見られることが多い。

実は、このできることとできないことの峻別は認知症の家族の精神療法やサポートにも使える。

認知症の介護家族の方々は、その認知症患者のできなくなったことを嘆くことが多い。「五分前のことも忘れる」とか、「前はＤＶＤの録画予約ができたのに、できなくなった」とかである。

「確かに、少しずつ進んでいるのかもしれませんね。残念ながら、認知症の場合、一度できなくなったことができるようになるとか、記憶力が回復することは、まず期待できないです。でも、まだ新聞も読めるようですし、買い物も行けるわけですよね。このできることを減らさないことが、認知症の進行をいちばん抑える方法だと思います」

と伝えて、今何ができるのかに注目してもらう。

ただ、家族があまりに疲弊している場合、それが困難なこともあるのは事実だ。

在宅介護をギブアップして、施設介護に頼るようになってから見舞いに行くと、その認知症高齢者が、まだできることがこんなにあると驚かれる家族も多い。

毎日の介護に追われていると、相手の長所を見る余裕がなくなるのかもしれない。

実際、介護者の精神療法やサポートの上で大きなテーマになるものは、彼らの「かくあるべし思考」をいかに和らげていくかである。

在宅で最後までがんばらないといけないと思う家族は非常に多いが、「施設介護は親不孝ではない」「その代わりにお見舞いにしょっちゅう行ってあげる方が親孝行だ」「在宅介護で共倒れになると元も子もない」「実は、在宅の方が虐待が多い」などと伝えていき、施設でもいいかと思ってもらうことで気持ちを楽にしてもらう。あとは罪悪感のフォローをする、というようなことで少なくとも介護家族のうつはかなりの確率で避けられる。

できることを残すという原則を考えると、私は仮に認知症であっても、症状が軽いうちなら運転免許を返納させることには反対である。

精神科医でさえ誤解が多いようだが、認知症というのは軽度から重度への進行性の経過をたどる病気だ。つまり、軽いうちは知的機能の大半が残っている。

実際、初期のうちは記憶障害がかなり進んでいても、記憶問題が含まれないＷＡＩＳなどではかなりの高得点を取ることは珍しくない。

レーガンにしても、サッチャーにしても退任後六年くらいでアルツハイマー病を告白しているが、その際には話が通じないレベルだった。

おそらくは、在任中に発症し、記憶障害くらいはあったはずだ。

だとすると、認知症も軽度なうちは大国の大統領や首相も務まるということだ（もちろん元の知能の高さは必要だが）。

現実に、高齢者に運転免許を返納させると六年後の要介護リスクが二倍以上に上がるという研究もある。

一般の森田療法では変えられないことを受け入れて、変えられることは行動化させることが原則になるが、高齢者に対する森田的対応では、落ちていくことを受け入れて、変わらないことを行動化していくことが重要と言えるかもしれない。

Ⅳ　高齢者の主観と機嫌のよさ

もう一つ、高齢者の精神療法で重要なのは、患者さんの主観世界を、少しでも幸せと感じられるようにしていくことだろう。

長年、高齢者の臨床をやっていて、時々、治療とは何かという哲学的な疑問を感じることがある。

たとえば、亡くなった夫が生きていると信じて疑わない認知症の高齢者や、天皇陛下が毎日テレビから声をかけてくれる妄想を持つ老年期妄想（認知症がなくても起こる）の高齢者がいたとする。

両者とも、このような主観的体験のおかげで幸せそうだ。

前者の場合、家族が否定しようとすると如実に不機嫌になる。後者の場合、医者が抗精神病薬を与えると確かに妄想は軽くなるが、以前のような幸せそうな顔をしない。

もちろん被害妄想など本人が苦しんでいるような妄想なら、薬物治療も意味があるだろうが、この手の主観的に幸せにみえる妄想を矯正しようとしたり、薬物で抑えることにどれだけの意味があるのかという疑問が出てくるのだ。

よく認知症の家族から、妄想的なこと（夫が死んだことを受け入れられず生きていると信じることも含む）を言われたときに否定していいのかというようなことを聞かれる。

私は、「それによって認知症が悪くなることはないし、嫌なことを言われても忘れてくれるのが認知症だから、恨まれることもないと思います。ただ、自分の信じていることを否定されると不機嫌にはなります。そして、不機嫌なときに問題行動が起こりやすいので、ご自分が苦労されることは覚悟しないといけないと思います。また、すぐ忘れてしまうので、せっかく誤りを正しても、もとのことを言う可能性が高いので徒労を感じるかもしれませんよ」というように答えている。

実際、認知症の患者さんのＢＰＳＤと呼ばれる言動の異常は、機嫌の悪いときに起こりやすい。逆に機嫌のいいときにはトラブルは少ない。

ただ、これは認知症に限らず、高齢者全般に言えることだろう。

残り少ない余生を、多少、世間の常識から考えて間違ったことを言ったとしても、あえて世間に合わせさせようとして不機嫌にする必要はないように思えてならない。

機嫌がいいときは免疫力も上がるとされているが、高齢になるほど感染症に弱いことを考えても、上機嫌にしてあげる、上機嫌のままでいさせてあげるということは悪いことではないだろう。

高齢者の臨床をやっていると、主観的な幸福という精神療法の根源的な目標の意味を改めて痛感させられるのだ。

第十六章

精神療法と人間の発達

さて精神分析の理論というものは、ほとんどの流派でそれぞれの発達モデルを持つ。フロイトの精神性的発達モデルはよく知られているが、クラインにしても妄想－分裂ポジションから抑うつポジションへの発達を強調したし、マーラーは正常な自閉期→正常な共生期→分化期→個体化期というように心理的に母子一体化した赤ん坊が徐々に分離・個体化していくのだというモデルを想定した。

初期のコフートにしても、フロイト理論の修正版のような形で、自体愛→自己愛→成熟した自己愛というモデルを提唱した。

要するに多くの精神分析の流派では、パーソナリティ障害を含んだ（場合によっては精神病も）心の病的状態というのは、心理学的にその発達がうまくいかなかった（固着という）か、ちゃんと発達できたのに乳幼児の心理状態に戻ってしまう（退行という）かのどちらかという仮説のもとに、心を正規の発達ラインに乗せてやるというのが治療の目標のようになっている。

この章では、このような精神分析に限らず、精神療法によって人間の心は発達していくのかについて考えてみたい。

Ⅰ　精神分析の発達のゴールについての理論上の対立

フロイトを源流とする古典的な精神分析において治療の目標は「自立」であり、人間の発達というのはマーラーのいうように母親や依存対象からの分離・個体化だった。

それに対して、前述のコフートは、「心理領域における依存（共生）から独立（自律）へと向かう動きは、生物的領域でのそれと対応的な酸素に依存した生活から依存しない生活へと向かう動きと同様、望ましいというのはおろか、可能ですらない」と明言している（コフート、本城・笠原訳、一九九五、七一頁）。

コフート学派における発達というのは、より豊かな依存ということになる。

さて、精神分析の諸理論で人間の発達モデルを作るわけだが、それを実証しようと精神分析学者たちが乳幼児観察を行い、それに基づいて乳幼児の心理発達の研究を行っている。

その走りがフロイトの教育分析を受けたルネ・スピッツであるが、もともとが患者に愛情をかける治療論で、後にフロイトと訣別するシャンドール・フェレンツィの弟子だったこともあって、彼の発達理論は自立を目指すものではなく、むしろ愛着の研究者として知られている。

乳幼児の心理発達の目標を自立に置いたという点では、なんといっても前述のマーラーの分離・個体化理論が代表的なものと言っていい。

マーラーは乳幼児観察において、母子をセットにして観察することで、子どもの心理発達のモデルを打ち立てた。

マーラーの理論では、赤ん坊が生まれた後も心理的には母子は一体化していて、そこから三年くらいかけて心理的にも母子が分離し、個体化していく。

自己と外界の区別がつかない正常な自閉期、母子が心理的に共生関係にある正常な共生期を経て、母親を対象として認識する分化期から始まり、母親の不在に耐え、ほかの子どもと遊べるようになる個体化期までのプロセスを想定したわけだ（マーラー他、高橋他訳、一九八一）。

これは、その後、精神分析的なボーダーライン研究が盛んになった際の心理構造の想定に利用された。リンズレーやマスターソンなどのボーダーラインの理論家たちが、この病態を分離・個体化がうまくいかなかったことによって生じると提起したのだ。

発達のゴールを自立なり、母親から分離して個体化におく古典的精神分析に対して、コフート学派では成熟した依存をゴールと考えるわけだが、それに対応する理論がダニエル・スターンの発達理論と言えるだろう。

スターンも乳幼児の観察を通じて、赤ん坊の主観的な世界の発達と同時に、対象とどうかかわっていくかの発達について理論化している。

そして生後一八カ月の間に、四つの自己感と四つのかかわり合いの領域を体験していくと考えた。

ここではかかわり合いの領域の発達についてのみ触れるが、最初の新生自己感の時期には母親の目の色に夢中になり、それが変わったなどという直感的なかかわりを持つ。

ついで、生後二〜六カ月の中核自己感の時期には肌の触れ合いなど感覚的なかかわりを持ち、生後七カ月以降の主観的自己感の時期には、非言語的なコミュニケーションで気持ちや感情を通わせる間主観的かかわり合いを母親と持つようになる。生後一五〜一八カ月になると言語的なかかわり合いも持てるようになる（スターン、小此木・丸田監訳、一九八九／一九九一）。

スターンの理論の面白いところは、新生かかわり合いを卒業して中核かかわり合いになるとか、間主観的かかわり合いを卒業して言語的なかかわり合いになるというのでなく、どのかかわり合いの領域も次のステージにいっても残るし、むしろそれが発達していくということだ。言語的なコミュニケーションがうまくなっていくと、かえって非言語的なコミュニケーションも豊かになるというのは納得できる話である。

要するにスターンのモデルでは、人間というのは発達すればするほど、人とのかかわり合いのモダリティも増えていくし、関係性が豊かになっていくということになる。

これがだんだん母親から離れていくというマーラーのモデルとは真逆のような考えだが、コフートの理論とはきわめて親和性を持つ。

人間の発達というのが、だんだん自立していくものというのが精神分析の理論ではスタンダードだったわけだが、現代精神分析では、だんだん人とのかかわり合いが豊かになっていくと考えるし、それを促していく治療として精神分析があるというように、少なくともアメリカではモデルチェンジしてきているということだ。

Ⅱ　生涯発達というモデル

このように精神分析の世界で発達の考え方や治療の方向性において大きな考え方の転換が起こっているわけだが、もう一つの方向性として生涯発達の考え方がある。

精神分析の発達理論において、患者さんがあるレベルで発達が止まっているとか、そこまで退行してしまったというような場合、正常なレベルに戻す、近づけるということが治療のゴールになるというのは前述の通りである。

ところがほとんどの学派の精神分析の理論において、その正常なレベルとか治療のゴールというのがおしなべて子ども時代ということになる。

フロイトの精神性的発達理論でも、口愛期や肛門期レベルに固着していたり、退行している場合、エディプス期を超えればそれでよしとするわけだが、それは五、六歳の話だ。

前述のマーラーも分離・個体化が完成するのは三歳までとしているし、クラインにいたっては、抑うつポジションを卒業できればいいと考えているわけだから、せいぜい一歳くらいまでの発達がうまくいけばそれでいいという話になる（逆にいうと、彼女の理論では、ボーダーラインの人の心理的年齢は生後三カ月から半年レベルということになるのだが)。

スターンの理論の場合は、言語的なコミュニケーションができればそれでいいと言っているわけではなく、それがその後、どんどん発達していくという話にはなっている。

しかしながら、彼が乳幼児の研究家ということもあって、それ以降の発達が特にモデル化されているわけではない。

そういう点で、精神分析の発達理論の中で、稀有な例外と言えるのがエリクソンの漸成論だろう。

エリク・ホーンブルガー・エリクソン (Erik Homburger Erikson) は、芸術学院に進学するも卒業せず、放浪生活を送った後、後に精神分析的な思春期理論の第一人者になるピーター・ブロスがギムナジウムの同級生で親友と言える仲だった縁で、フロイトの娘のアンナ・フロイトが作った実験学校で美術の教師となり、ついでアンナ・フロイトの弟子となって教育分析を受け、最終的に精神分析家の資格を得る。

その後、ナチの迫害を逃れてアメリカに移住し、精神分析家を続けながら文化人類学の研究を行い、高卒状態でハーバードの教授となった稀有な人である。

当初は青年の治療者であり、その心理発達に興味を持ったことからアイデンティティの理論を打ち立てて有名になるのだが、ほかの精神分析の理論家のように、アイデンティティが確立されることをゴールとせず、その後の発達を研究する。

彼の発達理論は多くの協力者のインタビューや観察によって築き上げられたもので、勝手に無意識を深読みして想定したものではない。

そして、アイデンティティの理論のベースになった子どもたちを長期にわたって観察し、ついでに親のインタビューも行うことで、親たちの発達も観察し理論化してきた。

自らが老境に差しかかった頃、当然のことだが自分が観察していた子どもの親たちも老年期に入っていく。その高齢者になった親の中で生き残っている人に会えるだけ会い、ゆっくり話を聞きながら書いたのが『老年期』（エリクソン他著、朝永他訳、一九九〇）である。

これによって彼の漸成論は完成するわけだが、乳児期・幼児前期、幼児後期・学童期・青年期・成人期・壮年期・老年期のそれぞれのステージにおいて、発達課題とそれがうまくいかない場合の心理を想定して、生涯発達を図式化した。

エリクソンの場合、たとえば壮年期のうつに陥った人に対して、子どもの心理状態に退行したと考えるのでなく、その時期の発達課題（次世代の育成がうまくできているのか）「世話」という課題にうまく対応できるには？　ということにテーマをおいた治療を行ったとされる。

ともすれば精神分析家は、患者を子ども扱いするわけだが、各世代で別の課題があるのだから、それを手助けするのがプラグマティックだと考えたのだろう。

かくして、エリクソンの漸成論はいまでも通用する生涯発達のモデルとなり、その発達を助けるのが治療者という位置づけになっている。

Ⅲ　定型発達と非定型発達

さて、現代精神医学では発達障害論が盛んに論じられる。

かつてパーソナリティ障害とされた人たちは幼児期の心理発達が、親の愛情不足などが原因でうまくいかなかったのだと捉えられ、精神分析家たちは、治療場面で愛情を体験させることなどを通じて、心理的な育て直しを目指した。

それに対して、発達障害の概念では、これらの人たちの多くは、脳のある機能の発達の障害だということで、親が悪いわけでなく、脳が悪いのだという考え方が強まっている。

この考え方では、パーソナリティ障害というのは、ある種の大人の発達障害なのだということになる。

仮にそうであっても、できる限り、まともな発達をさせてあげたいというのが治療者の仕事というわけだが、ここで出てきた概念が定型発達、非定型発達というものだ。

認知機能であれ、注意して学業や仕事にとりかかれる能力であれ、コミュニケーション能力であれ、一般的に期待される範囲内での発達ができれば定型発達、どれか（複数の場合もある）が発達できなければ非定型発達ということになる。

こういう場合、心理療法なり精神科治療の目標は少しでも定型治療に近づけるということになるのだろう。

もちろん脳の病気と考えられているので、限界はあるということは承知の上であるが、行動療法的なアプローチであれ、ＳＳＴであれ、どうにか定型に近い状態にしてあげようとするのが治療とされる。

もちろん本人も異常だと自覚していて治したいと思うこともあるだろうし、親が強くそれを願うことはもっと多いかもしれない。

今世紀になって、ニューロダイバーシティという概念が広まりつつある。

この考え方では、これまで発達障害や非定型発達とみなされていたものを人の差異と考えようとする。

そしてマイノリティとされる人を差別してはいけないし、そのまま生きていける権利を認めるべきだと考えるのと同様に、彼らがありのままで生きていくのを受け入れようという考え方になっている。

確かに多数派である「定型」の人間が少数派である「非定型」の人間に「定型」になるように仕向けるというのは押し付けと言われても仕方のないことではある。

ただ、逆にそれ故に、障碍者枠でしか採用されないとか、社会に不適応なために給与面などでよい待遇を得られないのでは、それはそれで不幸（これもこっちの思い込みかもしれないが）に感じてしまうのも確かだ。

実は私自身、小学生の頃に授業中立ち歩きもしたし、精神科医になってしばらくするまで人の気持ちが本当にわからない人間だった。

多少、いろいろなテクニックを知ることで人付き合いは改善したが、落ち着きのなさや片づけられない性分はあまり良くなっていない。

おそらくどうにか生きてこられたのは、勉強ができるとか、ものを書くことにはそれなりの能力があったからだろう。

坂本龍馬やエジソンがＡＤＨＤだったとされ、スティーブ・ジョブズがＡＳＤだったようだと言われるが、私にはそれが本当のように思えてならない。

しかし、彼らは偉人となった。

それは、欠点を補うにあまりある長所があったということでもあるし、逆にいろいろなことに好奇心を持つとか、行動力があるというＡＤＨＤ特有の個性をあえて矯正しなかったことにもよるだろう。

もちろん、すべての非定型発達の人が、そのような長所を持っているかはわからないが、定型・非定型にかかわらず、欠点のない人間はいないだろうし、長所がまったくない（もちろん、それが収入や社会的成功につながらない長所であることは往々にしてあるだろうが）

人間もいないだろう。

私ができるのは、仮に発達が非定型であっても、世間様からみて長所と思えるところを一所懸命探したり、それを手伝ったりしながら、長所をより伸ばして、その人なりの生きやすさを一緒に目指すというスタンスを取ることだろう。

それはいわゆる発達とは違うだろう。

性格なんて悪くていい、落ち着きなんかなくていい、食べていければそれでいいじゃないか、その代わり、何でもいいから「すごい」と言われたり思われたりすることがあればいいじゃないかというのは、私自身が生きるよるべにした考え方だ。

私は実は、精神科医としてより、受験テクニックの本を書き、教育産業の経営をすることで飯のタネにしてきた。

そのおかげで、相当な非定型発達型の人間だったが、少なくとも収入面では成功者の部類に入ることができた。

でも、森田療法を学ぶにつれ受験テクニックを身に着けて結果を出すということは、かくあるべき思考からの脱却や、生きる上でうまくいかないときに、やり方を変えて試してみようという考えを持つきっかけになり得ると信じるようになった。

それ以上に、非定型発達で、これといった長所が見つからない子どもが、せめて学歴（特に医師など資格につながる学歴）を身に着けることで、私のように非定型なりに生きていくのに救いになるのではないかと思うようになった。

自分の関心からさまざまな発達理論の勉強をしてきたが、どの発達が正しいということではなく、どのような方向づけをしてあげれば、その人の得になるかとか、その人が主観的に楽になるかを考えるのが、プラグマティックな発達なのではないかというのが、現時点での著者の結論である。

第十七章

プラグマティック技法論

精神療法についてあれこれと書いてきたが、読み返してみると、理念的な話が多くて、これで本当にプラグマティックと言えるのかというそしりは免れない気もしないでもない。

そこで本書をしめくくるにあたって私が考え、普段使っている技法（テクニック）について書いてみたい。

現実には、あれこれと試して、結果が良ければそれでいいという発想なので、技法は関係ないように思えるかもしれないが、いくら試すにしても、やはり確率の高いものから試していかないと余計な時間を使うことになってしまう。

私自身、文筆家デビューは、受験テクニックの本だった。

当時は、森田療法のいうところの「かくあるべし思考」や、「とらわれ」の教育者が多くて、わかるまで考えないと思考力がつかないとか、インチキ勉強法とかコテンパンの批判を受けたが、結果的にそのやり方で東大をはじめとする名門大学に受かった人に今でも感謝される。

中には、元劣等生だったのに、数学に自信をつけて数学者になった人もいる。

「わかるまで考える」にこだわるより、テクニックを試す方が、将来のためにいいという確信のようなものを今は持っている。

ただ、その後、勉強法の通信教育を自営するようになって、私の受験テクニックが万人に通用するわけでないことも痛いほどわかったし、現実に通信教育では著書のやり方で合わない人には別のテクニックを提案できるようにしている。

ただ、受験生は、試験の日までに受験学力をつけないといけないという時間的制約があるので、合わないやり方を試し続けるわけにはいかない。

だから、成績が上がる確率の高いテクニックや参考書、予備校の講義などを、確率が高い順に提言する。合わないと思ったときの見切りも大切なポイントだ。

でも、これは精神療法だって同じだろう。

この人に合うと思ったテクニックから試してみて、ダメなら次というように進めていかないと時間が延々とかかってしまう。

終身雇用の時代のように会社の面倒見がよくないことも多いし、コロナ禍で少しはましになったとはいえ、生活保護を続けながら、ゆっくり治療というのに風当たりが強いのも事実だ。

もちろん、そんなことを気にしないで堂々と生活保護を受けられるサポートもプラグマティックな治療の一種と言えるが、社会復帰、職場復帰を目標とせずとも、早く患者さんが楽になるに越したことはない。

そこであえて、確率の高そうなことという点で、著者の経験から技法論を書かせていただく。もちろん、ベテランの先生方には大きなお世話だし、自分の技法を変えろなどというおこがましいことを言うつもりはない。

こういう考えもあるという選択肢の一つに加えていただければ、筆者としては嬉しい。

I　初回面接について

初回面接についてはさまざまな技法書でも重点を置かれるところだ。

私の尊敬する高橋祥友先生が訳された『精神科初回面接』（二〇一五）のようなシステマティックな名著もあるし、これには十分勉強させていただいた。

特に、日本の場合、初回面接にしか十分な時間が取れないので、ここで可能な限り、情報を取らないといけないという考えの先生方も少なくないだろう。

私自身の経験から言わせてもらうと，初回面接では，私に対する患者さんの第一印象を良くすることに最重点をおいている。

これがうまくいけば，聞きそびれた情報だって，先々，聞くことができるし，それ以上に，次から通い続けてくれる確率がはるかに高くなる。

昔から，笑顔が精神科の職業病のようなことをいう医者がいた。

ただ，これはあまりいいイメージのものでなく，笑顔で接して，患者さんを精神病院の檻の中に入れるような想像をする人は少なくないように思う。

今は，それほど精神科病院が怖いものでもなくなったし，こっちも緊張しながら笑顔で接しておかないといけないような派手な症状の患者さんも減ってきた印象だが，私自身は笑顔を絶やさない（明らかに作りものだというのも意外にばれるので自然でないといけないが）というのは，重要なテクニックだとは思っている。

ここで考えないといけないのは，何のために初回面接をやるのかということだ。

おおよその診断をつけるためなのか，治療動機を高めるためなのか，場合によっては入院の説得をするためなのか？　あるいは、ある程度のラポールを形成するためなのか？　治療にある程度の時間がかかることをわかってもらうためなのか？

もちろん、事情はあるだろうが、最終的には患者さんの具合を良くしてあげることが目的であるにしても、一回で治療が終わることはまずないし（患者さんの中にはそういう期待をする人もいるだろうが）、一回目から正しい診断をつける必要もそうないはずだ。

だとすると、初回面接の最重要ポイントというのは、二回目に来てもらえるようにすることではないだろうか？

できる限り、「いい先生」の印象を持ってもらい、この先生ならまた二回目も行こうと思わせることだ。

実際、これは二回目でも、一〇回目でも同じことで、次に来る気にさせるということは大事なことなのだが、少しずつ患者さんに慣れてきたり、性格のパターンのようなものがつかめてくると、一回目ほどの慎重さは必要なくなることが多い（もちろん、油断大敵であることも忘れてはならないが）。

初回面接にテクニックが必要なのは、相手のことがよくわからない状態で次に来る気にさせる必要があるからだろう。

笑顔でバカにされたと思う人だっているかもしれないし、丁寧に説明されてもレッテル貼りのように思う人もいるだろう。

だから、特に初回面接では、こちらの表情であれ、説明をした時であれ、電子カルテに向き合った際であれ、相手がどう反応するかの観察が重要になる。

少しでも不服そうにしているのを見逃さないで、すぐにエクスキューズをする。

「さっきの説明、わかりにくかったですか？」「本当はあなたを見て話さないといけないのですが、この病院はきちんと電子カルテに記載しないとうるさいもんで」

もちろん、それでも機嫌が直らない人もいるだろうが、誠意を尽くすに越したことはない。

私自身は腰が低いほうが無難だと思うが、威厳のある先生を好む人もいるだろう。

森田療法では、できることとできないことを分ける重要性が強調されるが、治療者も無理はしない方が良いように思う。

三五年も精神科医をやってきて威厳がつかないものは仕方がない。ただ、低姿勢でいることで多少頼りないと思われても、それでドロップされた経験はほとんどない。

私の場合、一時期、テレビに出ていたし、結構著書も多いので、勝手に理想化してくださる患者さんもそこそこいる。

そういう場合は、腰が低いことで理想化を壊すことにはならないようだ。

「もっと怖い先生と思っていたけど、意外に優しいんですね」なんて言われたら、まず通い続けてもらえる。

そうはいかない読者の方に一つだけ提言できる、かなり確かなテクニックがあるとしたら、「お願い」である。

「今日は時間の関係でもう終わらないといけないんですよ。本当にごめんなさい。もう少しあなたのことをわかってから治療をしたいので、次回も来てください。お願いしますね」

という感じだろうか。

もちろん薬を初回から出すこともあるだろう。

「あなたのことがよくわからないと言いながら、薬を出すなんてひどいと思うかもしれないけど、少しでも早く楽になってもらうために経験的な勘から薬を出させてもらってもいいですか？　合えば続けるし、ダメなら変えるので、次にいらした時に結果を聞かせてくださいね」

いいか悪いかは別として，これで通常は二回目は来てもらえるというのが，私の三五年間の総括である。

Ⅱ　患者を選ぶということ

さて，こんなことを書くと，どんな患者さんでも引き受けて，続けて診ていくキャパシティの大きい医者のように思われるが，もちろん患者さんは選んでいる。

精神分析の初学者の頃，患者さんを選ぶ重要性をさんざん聞かされたが，その基準とはちょっと違う。

ボーダーラインから上手に逃げろとか，統合失調症は精神療法が効かないとか，そういう基準で選んでいるわけではない。

二〇年以上，入院セッティングのない病院で外来治療しかしていないので，外来でやれるかどうかが私の最大の基準だ。

自傷他害という言葉は精神科医で聞いたことがない人がいないようなものだが、これは重要な基準だろう。

自傷行為なら外来でもある程度治療継続が可能だろうが、本当に死にかねないような自殺企図を繰り返す患者を引き受けるのは外来では荷が重いと感じるのは納得される先生が多いだろう。

「ここは医療の場なので、あなたの生命を第一優先に考えないといけません。紹介状を見ると、何度か自殺未遂をなさっているようですが、私のところでも続けられるようなら、命を本当に落としてしまう可能性があります。入院と違って見守る人がいないので。なので入院できる病院をご紹介するか、絶対に自殺未遂は二度としないことを約束してもらえない限り、ここでの治療ができないことをわかってください」

この約束という技法は先輩の精神分析家の先生に教えてもらったものだ。「約束をきちんとしてもらえば、ボーダーの人でも意外に自殺企図をしないものだよ」と。

これがどの程度あてになるのかはわからないが、これまでのところ、私の患者さんで約束を破られたことはない。

約束できないと言われたら、そのまま紹介状を書く。できないことはできないと謝るしかない。

他害のほうは、躁状態であれ、幻覚妄想状態であれ、自分でコントロールが利かないし、比較的落ち着いている状態のときには予見ができないことが珍しくない。特に患者さんの側の予見は困難だ。だから約束技法はかなりあてにならないことが多い。

この場合は、こちらが危険を察知したら素直に話し、入院施設のある病院を紹介するようにしている。

躁状態のときにＤＶがひどく、同棲相手に大けがをさせた患者さんがいた。女性側には別れるように勧め、その患者さんはすぐに入院させて、そちらでの外来継続をお願いした。

一〇年ほどして、警察が病院に訪ねてきた。

結局、その患者さんが同棲相手を殺してしまったというのだ。

私の紹介が悪かったのかどうかはわからないが、自分の保身にはなったことは確かだ。卑怯と言われるかもしれないが、ほかの患者さんを診るエネルギーを割かれないで済んだことも事実である。

逆に言うと、自傷他害以外の患者さんについては、手に負えなくなって入院ということはあっても、ほとんどのケースを引き受けている。

ただ、保険診療のクリニックでは十分な時間が取れないので、高齢者外来という形で限定している点で偉そうなことは言えないが。

Ⅲ　技法と治療者の相性

だいぶ前から感じていることだが、技法と治療者の相性はありそうだ。

留学前にクライン学派の精神分析家のスーパーヴィジョンを受けていたのだが、攻撃性を的確に解釈しないといけないというのが、どうしても肌に合わなかった。

患者さんを怒らせることにビクビクしながら解釈をするのだが、こちらがビビッているのも見透かされているようだ。

別の先生に、そのスーパーヴァイザーについて「あの先生は、あの雰囲気（温厚そのものだった）とあの笑顔があるから、バシバシと解釈できるのよ」と言われて、当たっている気がした。

その後、アメリカに留学した際に、ボーダーライン治療の大家オットー・カーンバーグ先生が私の留学先に来て講演を行った。

書いているものと違って、実物は温厚そのもので、柔和な笑顔の素敵な人だった。

私のスーパーヴァイザーと同じく、本人の人当たりのよいパーソナリティが、厳しい解釈を行う治療を可能にしているように思えてならなかった。

私は関西商人の血が流れているためか、ふだん私が書く文章を読んで偉そうなやつと思っている人がいるかもしれないが、頭を下げることには抵抗がないし、相手を立てることも、ほめることも、ヨイショすることも苦手ではないつもりだ。

そんな私だからコフート学派の、相手の自己愛を満たす治療に相性がいいと感じたのだろう。相性のいい治療だと、治療している側もカンファタブルだ。

おそらくコフート学派の治療が、自分が患者に媚びているようで嫌だと抵抗のある人もいるだろう。無理をしているのは治療者にもストレスだし、治療効果もそれほど上がらないかもしれない。

本書の第一章で、一つの治療技法がダメなら次の技法を試せるように、いろいろな学派の精神療法を勉強した方がいいというようなことを書いたが、それをすべて使わないといけないわけではない。

むしろ、自分に合った治療技法を探すためにいろいろな学派を勉強するのである。もちろん、ほかにいくつか自分が使いやすいものがあれば、治療に行き詰った時にそれを試すことができる。

しかし、これは私のあくまでも経験則からの印象だが、合わないものまで無理に動員するならば、ほかの先生に紹介した方が良いように思う。

Ⅳ　プラグマティックA－Tスプリット

A－Tスプリットという治療技法がある。

「一人の患者に対し管理医（Administrator）と精神療法者（Therapist）とが、別個に機能を分担してあたる診療形態の通称」とされるもので、セラピストが精神療法に専念できるシステムだが、ボーダーラインのように理想化とこきおろしがひどい患者さんの場合、管理医に悪役を引き受けてもらうことで、セラピストへの理想化や陽性感情を維持するという場合に使われることが多い。

本書でも何度も主張していることだが、患者が治療者を理想化している、少なくとも陽性感情をもっている方が、コフート学派では治療がうまくいくとされているし、少なくともドロップのリスクは減る。

アメリカ留学中に、その徹底を感じたことがある。

入院患者が大暴れした際に、医師や看護師は手を出さない。セキュリティという名の軍人上がりのような屈強な男性が二人がかりで捕まえて、あっという間に保護室のような部屋に閉じ込めてしまう。

少し落ち着いたところでナースが注射を打ち、その後、医師が話をするという手はずだ。これもプロに任せられることはプロに任せるというアメリカ流の考えなのだが、それ以上に、これによって治療関係を壊さなくて済むという側面がある。優しい治療者が怖い人にならなくていいからだ。

Ａ－Ｔスプリットという観点から見ても、精神療法家にとって他の職種との分業は有用なことが多い。

うつ状態が悪くて、とても働けないというような場合にソーシャルワーカーを通じて生活保護の方向にもっていくと、治療者からバカにされていると思われるリスクは低減するだろう。

心理テストをすると冷たく感じられるおそれがある場合は、臨床心理士のテスターにお願いした方が得策だろう。

私自身は、患者さんが治療者に向ける陽性感情は、激しい恋愛転移のようにならない限りは（なっていても転移性治癒のような状態になることもあるので、実際の恋愛に発展しなければ一概に悪いとは言えない）、有用なものと思われる。

認知療法のような場合でも、陽性感情をもっているほうが、与えられたタスクを一所懸命やってくるし、治療者にほめられるような進展を見せることが多い。

治療者によってプラグマティックな技法には違いがあるだろうが、私に関しては、技法は、患者さんの陽性感情を維持するために用いていることだけを伝えて、筆を擱きたい。

あとがき

かなり好き勝手なことを書かせてもらったし、旧来の理論などと違う点も多くて、面食らった方も少なくないと思う。

これがすべての患者さんに当てはまるとか、この方が新しい理論で正しいのだなどという傲慢なことを言うつもりはない。

ただ、私が自分を偽ったり、「政治的に正しい」発言をしようとしたこともないのは事実だ。つまり、書かれた内容は基本的に私の本音である。

本書についても、賛同できる点も、これはまずいと思われた点もあるだろう。

この本に書いたことがすべて役に立つとか、精神療法の新しいタイプの教科書なのだと私自身もまったく思っていない。ただ、すべてが役立たないとか、すべて使えないということもないだろう。

適応障害に関する入門書のようなものを書いたら、アマゾンの書評欄で自らが適応障害と名乗る複数の読者の方から、まったく使えないとか、まったく価値がないという評価をいただいた。

相手にはいい面も悪い面もあるのに、どのどちらかしか見えない、特に悪い面しか見えない人が適応障害になりやすいと言われているが、実際そうなのかもしれないと実感した。こういう人はおそらく自分にも満点を求めるから、生きづらいだろうなとも思う。それと同じように、拙著のような本でも、いい点を拾える人の方が、精神療法家として生き残るような気がする。

いろいろな患者さんでも、悪い面しかない人はいないはずだ。必ずいい面がある。そのいい面に気づいてあげられる人が、患者さんのためになるように思えてならない。

ということで、こんな本でもいい点を見つけていただいて、それを少しでも臨床に役立てていただければ、損をしないで済むと思っている。

役立つことだけを使い、結果を少しでもよくしていくことがまさにプラグマティックである。

末筆になるが、本書の執筆のきっかけである『精神療法』誌の連載の編集の労をとっていただいた金剛出版の中村奈々さんと、本書の編集の労をとっていただいた同じく金剛出版の鷹野原美奈さんには心から深謝したい。

和田秀樹

文　献

Adler A（1930）The Education of Children. Gateway Editions.（岸見一郎訳（一九九八）子どもの教育．一光社）

Adler A（1930）The Science of Living. George Allen & Unwin.（岸見一郎訳（二〇一二）個人心理学講義―生きることの科学．アルテ）

American Psychiatric Association（1990）The Practice of Electroconvulsive Therapy : Recommendations for treatment training and privileging. American Psychiatric Publishing.

Beck AT, Rush AJ & Shaw BF et al（1987）Cognitive Therapy of Depression. Guilford Press.（坂野雄二監訳（二〇〇七）新版　うつ病の認知療法．岩崎学術出版社）

土居健郎（一九七一）「甘え」の構造．弘文堂．

土居健郎（一九八九）『甘え』理論再考．（土居健郎）「甘え」さまざま．四九－九二頁、弘文堂．

土居健郎（一九九三）『甘え』理論と社会精神医学．日本社会精神医学会雑誌、第一巻一号、六三－六六頁．

土居健郎（一九九七）「甘え」理論と精神分析療法．金剛出版．

土居健郎（二〇〇七）「甘え」の構造【増補普及版】．弘文堂．

Ellenberger HF（1970）The Discovery of the Unconscious : The history and evolution of dynamic psychiatry. Basic Books.（木村敏・中井久夫監訳（一九八〇）無意識の発見―力動精神医学発達史（下）．弘文堂）

Erikson EH（1950）Childhood and Society. W.W.Norton.（仁科弥生訳（一九七七／一九八〇）幼児期と社会　一／二．みすず書房）

Erikson EH, Erikson JM & Kivnick HQ（1986）Vital Involvement in Old Age. W.W. Norton.（朝永正徳・

朝永梨枝子訳（一九九〇）老年期　生き生きしたかかわりあい．みすず書房）
Freeman A, Pretzer J & Fleming B et al（1990）Clinical Applications of Cognitive Therapy. Springer.（高橋祥友訳（一九九三）認知療法臨床ハンドブック．金剛出版）
Freud S（1910）Die zukünftigen chancen der psychoanalytischen therapie. Gesammelte Werke VIII.（小此木啓吾訳（一九八三）精神分析療法の今後の可能性．フロイト著作集９．人文書院）
Freud S（1914）On the history of the psychoanalytic movement. SE14.（野田倬訳（一九八三）精神分析運動史．フロイト著作集10．人文書院）
Freud S（1915）Observations on Transference-Love? SE12.（小此木啓吾訳（一九八三）転移性恋愛について．フロイト著作集９．人文書院）
Glover E（1955）The Technique of Psychoanalysis. International Universities Press.
Greenberg JR & Mitchell SA（1983）Object Relations in Psychoanalytic Theory. Harvard University Press.（横井公一訳（二〇〇一）精神分析理論の展開―欲動から関係へ．ミネルヴァ書房）
Guntrip H（1975）My experience of analysis with Fairbairn and Winnicott（How complete a result does psycho-analytic therapy achieve?）. International Review of Psycho-Analysis, 2 ; 145-152.
Herman JL（1992）Trauma and Recovery. Basic Books.（中井久夫訳（一九九六）心的外傷と回復．みすず書房）
Hoffman E（1994）The Drive for Self : Alfred Adler and the founding of individual psychology. Addison-Wesley.（岸見一郎訳（二〇〇五）アドラーの生涯．金子書房）
Hooper A & Holford（1998）Adler for Beginners. Writers and Readers Publishing.（鈴木義也訳（二〇〇五）初めてのアドラー心理学．一光社）
岩崎徹也・相田信男・乾吉佑、他編（一九九〇）治療構造論．岩崎学術出版社．
岩田真理（二〇〇三）森田正馬が語る森田療法．白揚社．
Johnson FA（1993）Dependency and Japanese Socialization : Psychoanalytic and anthropological

investigations into Amae. New York University Press.（江口重幸・五木田紳訳（一九九七）「甘え」と依存．弘文堂）
加藤敏・神庭重信、他編（二〇一一）現代精神医学事典．弘文堂．
Kernberg OF（1967）Borderline personality organization. Journal of American Psychoanalytic Association, 15 ; 641-685.
Kernberg OF（1984）Severe Personality Disorders : Psychotherapeutic strategies. Yale University Press.
岸見一郎（一九九九）アドラー心理学入門．KKベストセラーズ．
岸見一郎・古賀史健（二〇一三）嫌われる勇気―自己啓発の源流「アドラー」の教え．ダイヤモンド社．
北西憲二（二〇一六）はじめての森田療法．講談社．
Kohut H（1984）How does analysis cure? University of Chicago Press.（本城秀次・笠原嘉監訳（一九九五）自己の治癒．みすず書房）
Kohut H（1996）The Chicago Institute Lectures.（Tolpin P & Tolpin M Eds.）Routledge.
Kohut H（2009）The Analysis of the Self : A systematic approach to the psychoanalytic treatment of narcissistic personality disorders. University of Chicago Press.（水野信義・笠原嘉監訳（一九九四）自己の分析．みすず書房）
Little MI（1990）Psychotic Anxieties and Containment : A personal record of an analysis with Winnicott. Jason Aronson.（神田橋條治訳（二〇〇九）新装版　ウィニコットとの精神分析の記録―精神病水準の不安と庇護．岩崎学術出版社）
Loftus EF（1997）Recovered memory accusations: Devastated families and devastated patients. Applied Cognitive Psychology, 11 ; 25-30.
Mahler MS, Pine F & Bergman A（1975）The Psychological Birth of the Human Infant : Symbiosis and individuation. Basic Books.（高橋雅士・織田正美・浜畑紀訳（一九八一）乳幼児の心理的誕生―

母子共生と個体化．黎明書房）
Modell A（1984）Psychoanalysis in a New Context. International University Press.
Moore BE & Fine BD（Eds.）（1990）Psychoanalytic Terms and Concepts. Yale University Press.（福島章監訳（一九九五）アメリカ精神分析学会　精神分析事典．新曜社）
Morrison J（2014）The First Interview, 4th Edition. Guilford Press.（高橋祥友監訳、高橋晶・今村芳博、他訳（二〇一五）精神科初回面接．医学書院）
中根千枝（一九六七）タテ社会の人間関係―単一社会の理論．講談社現代新書．
日本精神神経学会・精神科用語検討委員会編（二〇〇八）精神神経学用語集　改訂6版．新興医学出版社．
日本うつ病学会（二〇一六）日本うつ病学会治療ガイドライン　Ⅱうつ病／大うつ病性障害．
Ofshe R & Watters E（1994）Making Monsters : False memories, psychotherapy, and sexual hysteria. Charles Scribner's Son's.
和田秀樹（二〇〇〇）外傷性精神障害の精神病理と治療―その理論と臨床の変遷をめぐって．精神神経学会雑誌、第一〇〇巻四号、三三五－三五四頁．
岡野憲一郎（一九九九）新しい精神分析理論―米国における最近の動向と「提供モデル」．岩崎学術出版社．
小此木啓吾編集代表（二〇〇二）精神分析事典．岩崎学術出版社．
Stern DN（1985）The Interpersonal World of the Infant : A view from psychoanalysis and developmental psychology. Basic Books.（小此木啓吾・丸田俊彦監訳、神庭靖子・神庭重信訳（一九八九／一九九一）乳児の対人世界　理論編／臨床編．岩崎学術出版社）
Stolorow R & Atwood G（1992）Contexts of Being : The intersubjective foundations of psychological life. The Analytic Press.
Strauss GD, Yager J & Strauss GE（1984）The cutting edge in psychiatry. American Journal of Psychiatry, 141 ; 38-43.

竹中星郎（二〇一九）精神科医がみた老いの不安・抑うつと成熟．朝日新聞出版．

Teicholz JG（1999）Kohut, Loewald and the Postmoderns: A comparative study of self and relationship. Analytic Press.

氏原寛・小川捷之、他編（一九九二）心理臨床大事典．培風館．

Wada H（1998）The loss and restoration of the sense of self in an alien culture : An application of the twinship selfobject function. Progress in Self Psychology, 14 ; 107-123.

和田秀樹（一九九九）〈自己愛〉の構造．講談社．

和田秀樹（二〇〇〇）外傷性精神障害の精神病理と治療―その理論と臨床の変遷をめぐって．精神神経学雑誌、第一〇二巻三三五－三五四頁．

Wada H（2003）The applicability of self psychology to psychotherapy with the elderly: With emphasis on twinship selfobject needs and empathy as a mode of observation. Progress in Self Psychology, 19 ; 331-343.

和田秀樹（二〇一〇）テレビの大罪．新潮社．

和田秀樹（二〇一二）悩み方の作法．ディスカバー・トゥエンティワン．

和田秀樹（二〇一四）比べてわかる！　フロイトとアドラーの心理学．青春出版社．

和田秀樹（二〇一五）アドラーと精神分析．アルテ．

和田秀樹監修（二〇一六）アドラー100の言葉―なりたい自分になるための心得．宝島社．

和田秀樹（二〇一九）甘える勇気．新講社．

Wallerstein RS（ed.）（1992）The Common Ground of Psychoanalysis. Jason Aronson.Wikipedia（n.d.）https://ja.wikipedia.org/wiki/% E5% BF% 83% E7% 90% 86% E7% 99% 82% E6% B3% 95
山折哲雄（二〇一八）〝甘えの構造〟が消失した日本社会の問題．理念と経営七月号、一六－一七頁．

養老孟司（二〇〇三）バカの壁．新潮社．

【著者略歴】

和田秀樹（わだ ひでき）

1960年大阪市生まれ。1985年東京大学医学部卒業。

1988年より日本で3つしかない高齢者専門の総合病院，浴風会病院にて精神科医として高齢者の認知症とうつ病の治療の研鑽を積む。その後，東京大学医学部付属病院精神神経科助手，アメリカ、カール・メニンガー精神医学校国際フェローとして精神分析学の研究を重ね，浴風会病院で再度の勤務を経て，地域医療や往診を積極的に行う総合病院・川崎幸病院精神科顧問として高齢者の臨床を続ける。

現在，国際医療福祉大学心理学科教授，一橋大学経済学部・東京医科歯科大学非常勤講師。

日本人で初めて自己心理学の国際年鑑である Progress in Self Psychology に論文が採用されたり，日本在住の精神科医としては初めて Annual International Conference on The Psychology of The Self で発表を行うなど，国際的に評価が高い。

主な著書に『大人のための勉強法』(PHP新書)，『老人性うつ』(PHP新書)，『70歳が老化の分かれ道』（詩想社新書)，『適応障害の真実』（宝島社新書)，そして50万部のベストセラーになった『感情的にならない本』（PHP文庫）など700冊以上の著書がある。

翻訳書には『「あいだ」の空間―精神分析の第三主体』（トマス・オグデン著，新評論)，『トラウマの精神分析』（ロバート・ストロロウ著，岩崎学術出版社)，『認知症の人を愛すること』（ポーリン・ボス著，誠信書房）などがある。

プラグマティック精神療法《せいしんりょうほう》のすすめ
患者《かんじゃ》にとっていい精神《せいしん》科《か》医《い》とは

2022年4月 1日 印刷
2022年4月10日 発行

著 者 和田秀樹
発行者 立石正信
発行所 株式会社金剛出版
〒112-0005 東京都文京区水道1-5-16
電話 03-3815-6661 振替 00120-6-34848

装丁 臼井新太郎
装画 なかむら葉子
印刷・製本 三協美術印刷

ISBN978-4-7724-1880-5 C3011 ©2022 Printed in Japan

JCOPY 〈(社) 出版者著作権管理機構 委託出版物〉
本書の無断複製は著作権法上での例外を除き禁じられています。複製される場合は，そのつど事前に，出版者著作権管理機構（電話03-5244-5088，FAX 03-5244-5089，e-mail: info@jcopy.or.jp）の許諾を得てください。

精神療法家のひとりごと

［著］＝成田善弘

●四六判 ●上製 ●196頁 ●定価 **3,080** 円
● ISBN978-4-7724-1691-7 C3011

「精神療法」連載の単行本化。
著者が日々思っていることや
ひとりごとでつぶやいていることを
まとめた珠玉のエッセイ集。

精神療法の基礎と展開
「受容〜共感〜一致」を実践するために

［著］＝原田誠一

●A5判 ●並製 ●320頁 ●定価 **4,620** 円
● ISBN978-4-7724-1822-5 C3011

「関わり」「伝える」技術を
身につけるための臨床的知見を網羅し
精神療法の必要性〜エッセンス〜魅力を記して
読者をサイコセラピーの世界へ誘う。

患者から学ぶ

［編］＝「精神療法」編集部

●四六判 ●上製 ●232頁 ●定価 **2,860** 円
● ISBN978-4-7724-0771-7 C3011

「精神療法」にて 1984 年から連載開始し
現在も好評を博しているエッセイにて，
日頃の臨床生活の中で患者を通して
考えたこと，得たことがざっくばらんに語られる。

価格は10%税込です。

新版 精神療法家の仕事
面接と面接者

［著］＝成田善弘

●四六判 ●並製 ●264頁 ●定価 **2,860** 円
● ISBN978-4-7724-1375-6 C3011

雑誌連載時から好評を博し、
単行本化された面接論の名著、
待望の新訂版登場。
精神療法面接の懇切な指導書。

心理療法の見立てと介入をつなぐ工夫

［編］＝乾 吉佑

●A5判 ●並製 ●224頁 ●定価 **3,740** 円
● ISBN978-4-7724-1326-8 C3011

治療の全過程で必須となる見立てと
それに基づく介入における工夫を、
11 人のセラピストが
それぞれの学派から説き明かす。

方法としての治療構造論
精神分析的心理療法の実践

［著］＝狩野力八郎

●A5判 ●上製 ●264頁 ●定価 **4,180** 円
● ISBN978-4-7724-1117-2 C3011

治療構造論に基づいた
精神分析的アプローチを
さまざまな疾患に応用させた著者による
臨床研究の集大成。

価格は10%税込です。

精神科クリニックにおける精神療法
認知行動療法・マインドフルネス・森田療法をむすぶ弁証法的治療

［編著］=内村英幸 竹田康彦

●A5判 ●上製 ●222頁 ●定価 **4,620** 円
● ISBN978-4-7724-1638-2 C3011

母子間の「とらわれ」や
「見捨てられ体験」によって傷ついた若者に、
行動療法と森田療法を併用・統合した
弁証法的治療で対処する。

心理臨床における実践的アセスメント
事例で学ぶ見立てとかかわり

［著］=伊藤直文

●四六判 ●上製 ●240頁 ●定価 **3,080** 円
● ISBN978-4-7724-1879-9 C3011

クライエントに寄り添う著者の
きわめて現実的アプローチと、
豊かな経験に裏打ちされた
詳細な事例を多数収録。

ジェネラリストとしての心理臨床家
クライエントと大切な事実をどう分かち合うか

［著］=村瀬嘉代子

●四六判 ●上製 ●240頁 ●定価 **3,300** 円
● ISBN978-4-7724-1637-5 C3011

心理臨床の現実は理論を超えている。
心理療法の基本となるものとは何か？
日常臨床に活用可能な
臨床的知見を詳しく解説する。

価格は10%税込です。